健康地吃

家庭饮食调理指南

邱锦伶 著

CNS PUBLISHING & MEDIA 中南出版传媒
湖南科学技术出版社
博集天卷 CS-BOOKY

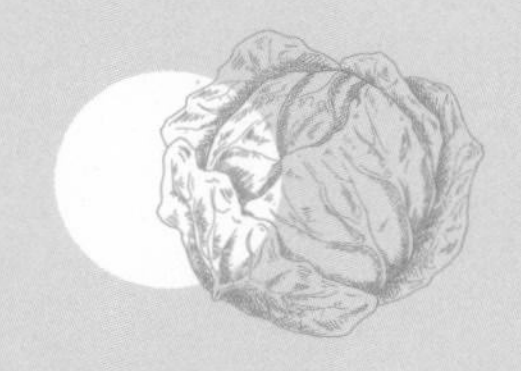

Choosing the Right Food

健康地吃:

家庭饮食调理指南

Contents 目录

Chapter 01 你以为有营养的食物其实没那么健康

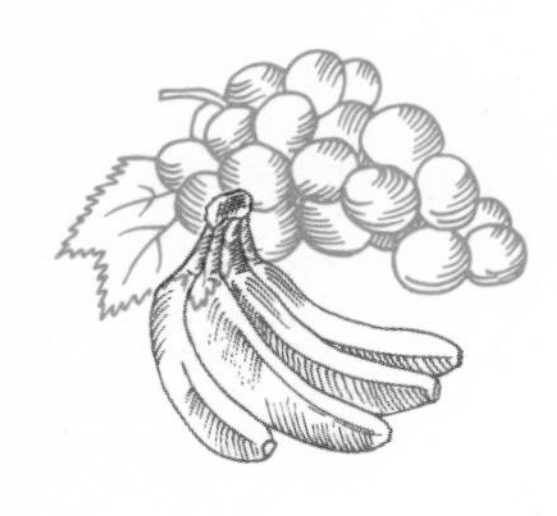

Chapter 02 全家人的择食计划

Contents **目录**

Chapter

03 择食食谱

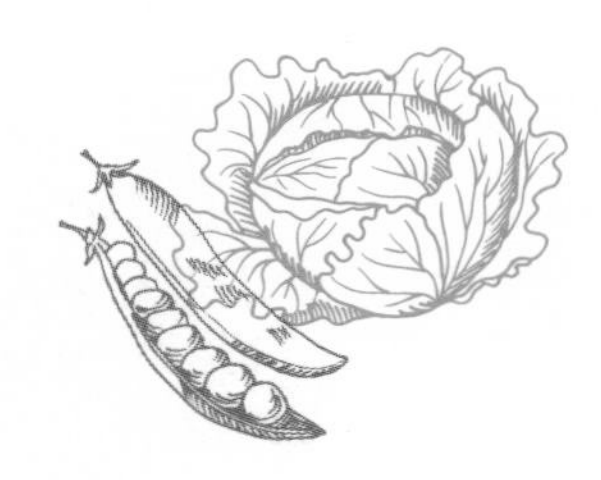

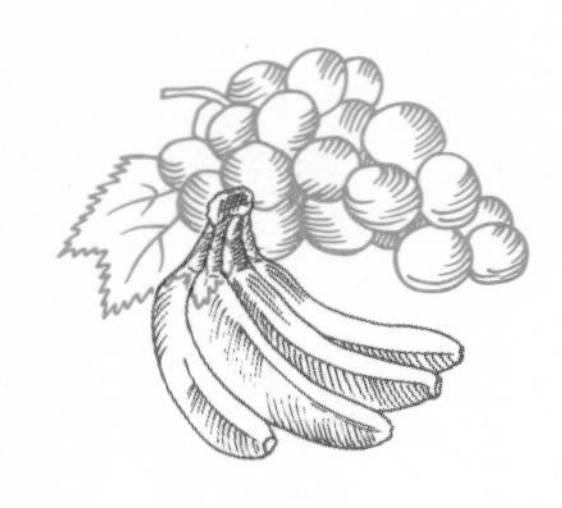

Appendix 附录

30天择食习惯养成打卡表

想要拥有健康的身体，只要下定决心，人人都可以做到。

择食日期：________

择食前体重：________

择食后体重：________

择食项目	1	2	3	4	5	6	7	8	9	10	11	12	13	14	15	16	17	18	19	20	21	22	23	24	25	26	27	28	29	30

择食项目

- 晨起空腹喝一杯温姜汁
- 喝一碗择食鸡汤
- ……
- 摄入优质蛋白质
- 吃一碗杂粮饭
- 啃鸡爪补充胶质
- 忌口辛辣食品

【具体的择食选择按照自己的情况而定】

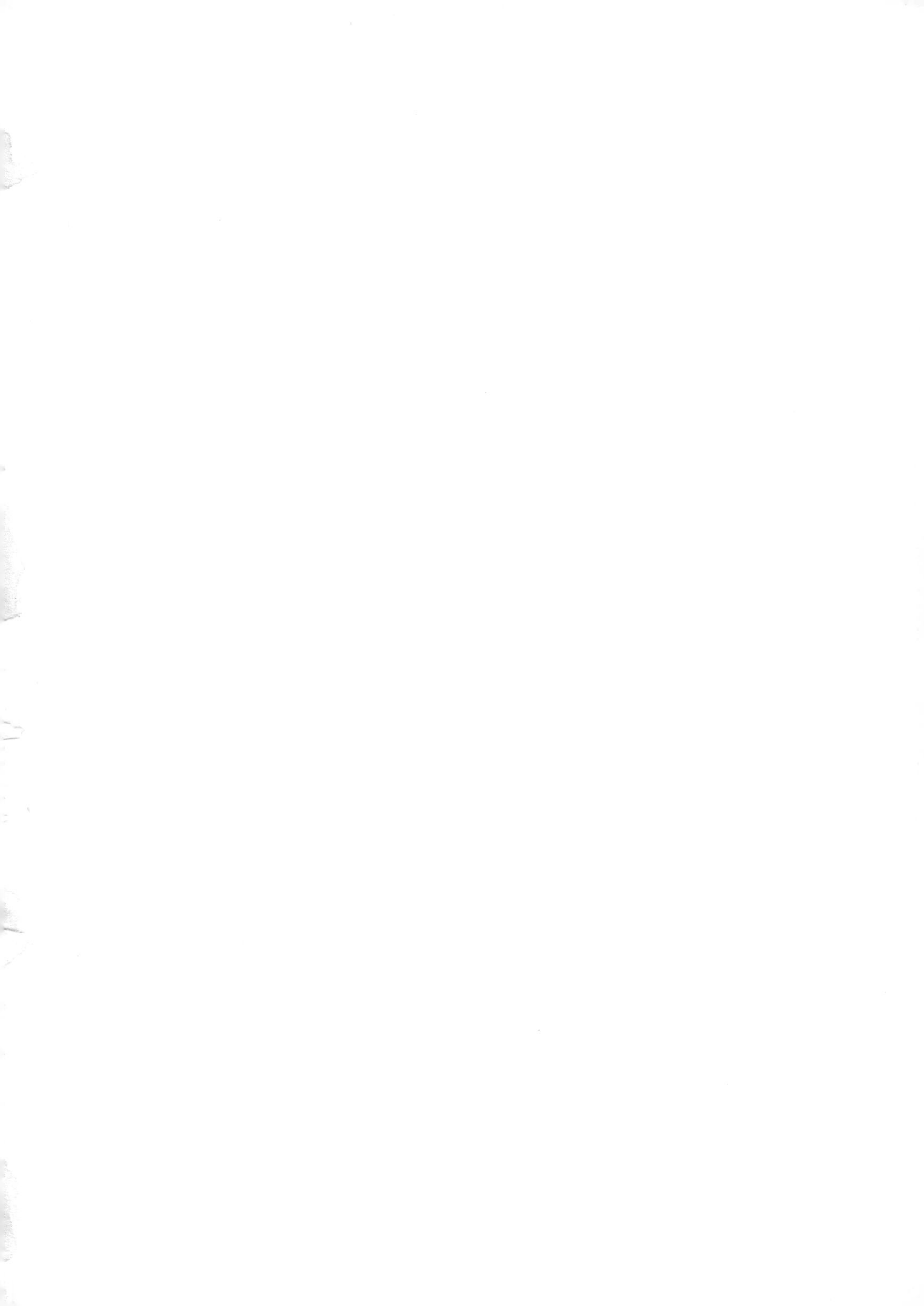

Choosing the Right Food

择食而食，
择时而食。

20岁开始有养生意识，你将永远比同龄人年轻

开始养生20岁：你将永远比同龄人年轻

20岁，不论是身体还是心理，都是最好的状态。在20岁至30岁的这段时间，从学校踏入社会，有的正是对这个世界无比的想象和冒险的精神。但是，这份青春无敌，很有可能被你吃进的每一口食物日渐腐蚀。

相信不少人有这样的经验，同学们毕业之后定期聚会，每一次的见面，都得嘲笑一下彼此过去的青涩岁月，也顺便嘲讽一下大家越来越宽的脸和一次比一次更绷的衬衫。

如果你并非身材走样一族，也别高兴得太早，20多岁时，基础代谢率高，所以常常狂吃夜宵也不会胖，但那只是表象，体重没有增加，不代表对身体不好的食物都让你顺利排出体外了。

更何况，生活形态的改变，也渐渐地影响到运动量。如果已经开始工作，那么同事、朋友的聚餐一定会日渐增加，运动量又一定会不断减少，不少人的腰围就在不知不觉间长起来。尤其是那些学生时代有着充足运动量的人，一开始进入职场之后，运动量锐减的程度往往和体形成正比。运动量减少越多，体形膨胀的速度就越快。

而当这些不良习惯的后果在 30 岁开始显现时，可能会让你后悔不迭。女孩子满脸的胶原蛋白不复存在，取而代之的是仿佛一夜之间长出来的法令纹、眼纹。男孩子的啤酒肚在不知不觉中一天天突出，发际线也在悄悄后移。

冰冻三尺，非一日之寒。30 岁时这些初老症状的显现也是 20 岁时不认真对待自己身体的后果。所以，我强烈建议大家从 20 岁就开始培养养生意识。

初老 30 ~ 40 岁：
不要在人生冲刺阶段，让身体拖住后腿

最让我感到可惜的是，30 岁至 40 岁正值人生黄金时期的人们，多半能将自己的外表打扮得宜，但是，对自己的健康却疏于照顾。

人生在这个阶段里，真的压力不小。有的人也许已经当上了公司领导或部门主管，负担起管理的责任，不时面临工作上出差、升迁、是否该转换跑道等压力。当然，更不用说在工作上确实有应酬需求的人，喝酒、吃夜宵、

熬夜等绝对是健康杀手的行为不断。再加上人生进展至此，结婚、买房子、生养孩子的花费，也会逐一产生，家庭和工作的责任都越来越重大。

一位朋友的先生，35岁，他这么跟我说：

> 邱老师，你知道吗？我原本以为我体力好得很，毕竟我当兵的时候是海陆的，在学校念书的时候，也都是体育竞赛的冠军。可是，这几年，只要到了工作量大的时期，我就开始睡不好或失眠，但是，以前我可是倒头就睡的人呢！现在竟然会失眠，我真的是好意外。而且，每周我也至少去打一场篮球，或是到学校操场跑步，不是说运动对体力有很大的帮助？不过现在好像在我身上效用不太明显！看着同事、好朋友，一个个头顶越来越光，肚子越来越大，我的腰部用力一捏，也是很惊人，我明明已经认真戒掉夜宵了！我是不是运动不够？年纪的影响，真的有这么大吗？我是不是需要开始吃点补品了？或者运动量还要再增加？

对你来说，这位朋友的状况是不是也很熟悉？处在人生的爬升阶段，但是最常扯自己后腿的，竟然是身体状况。失眠或浅眠、胃痛或相关的肠胃问题、便秘或痔疮等，都是这个年纪的人常见的健康问题。且这个时候，人们多半也都意识到不再像年轻时候，偶尔熬夜也不会影响第二天的精神。但还是得熬夜处理公事，或是克服出差的时差，往往好几天都精神不济。身体无法休息，加上错误的饮食方式，造成了恶性循环。但是，经济压力和家庭责任，都是心里放不下的担子，便无暇顾及身体的负担了。

更糟糕的是，已经完全放弃健康的人，口口声声说工作比较重要，而对身体自暴自弃，感叹着年纪大了的同时，转身就打开薯片，边看电视边吃零食了。要知道，到了这个年纪，经过长期的积劳、损耗，那些不利于身体的废弃物，不知道在身体里累积了多少，若再不好好保养，很容易出大问题。

警钟 50 岁：
照顾好自己，子女才能安心

在我的咨询对象中，有一位担心自己爸爸的女儿。

> 我爸爸已经“三高”都中了，之后妈妈就帮他准备比较健康的三餐，但他总是一脸不爽，参加朋友聚餐，就是他最开心的时候，东坡肉更是他必点的菜，要不是有一次我陪他去聚餐，我还不知道呢！我也曾经邀请爸爸跟我一起到健身房运动，但是，他跟我去了一两次，就开始找理由推托洗澡不习惯，健身房很远，等等。他唯一乖乖做的就是遵照医嘱吃药，因为他的好朋友先前才中风，吓到他了。但是，除此之外，他拒绝任何对自己身体有益处的建议，就连我买的昂贵的营养品，也都是想到才吃。他还没退休，有时候甚至会一忙起来就忘记吃饭，实在让人很担心呢！

许多这个年纪的人都已经开始“三高”或者出现其他疾病，但他们往往还不够重视，非得重病缠身，或是痛失亲友，才会警觉。从另外一个角度来看，也许他们不知道从哪里开始照顾自己的身体，对他们来说，要抛下面子承认自己身体有问题，承认自己已经老了，万万做不到。

如果你的父母正好是这样的死硬派，建议你采取温情攻势劝服他们。毕竟，健康是幸福家庭的基础啊。

如果从年轻时就开始有养生意识，不胡吃海塞，坚持锻炼，那当同龄人都大腹便便或者小肚子需要层层叠叠的衣服来遮挡时，你还能拥有曼妙的身形；当大家开始失眠、秃顶、有心无力，你却能精神奕奕地创造自己的人生价值，走向事业巅峰；当老来别人都疾病缠身甚至无法自己照顾起居时，你还老当益壮，被人夸赞精致、冻龄，享受着退休后的乐趣。

所以，我再呼吁一次，20 岁开始就要培养自己的健康意识。

如果你现在已经过了 20 岁很久，也不要紧，就如同我常说的，只要你的身体开始接收正确的营养素，就会慢慢重新回到该有的最佳状态。即使一开始只有办法做到一点点，也没关系，你多做一点，身体就会告诉你："我接收到了。"

生老病死是生命的时序，任谁都无法避免，每每看到或是听到一些老人家，躺在病床上，大小便需要旁人照料，翻身、擦澡都无法自理，我总是感到心酸不已，毕竟不论身体多么不听自己使唤，谁也不愿意丧失身为人的基本尊严。

但是如果总是吃不适合自己体质的食物，或是生活作息不正常，那就等于是在预支生命。大家肯定都不希望年老时，只剩下一具躯壳以及被困在报废躯壳里的灵魂。

我们无法避免死亡，但起码可以先做一些养生的努力，为自己求得相对舒适的晚年，老得优雅有尊严。

吃对三餐，
让健康恢复出厂设置

对于健康这件事，专家们向来都各执一词。

比如牛奶，有人认为牛奶的营养成分接近完美，益处多多；有人则说牛奶是给小牛喝的，对人没有用。

但是，不管各种养生方法在具体操作上有多大的不同，大家都能达成一个基本共识：管住嘴、迈开腿，各类营养均衡摄取。

可这个原则真的太笼统了：

管住嘴是不能吃什么？很多减肥的人都努力管住嘴，最后不仅疯狂反弹，皮肤、脾气都变差，严重的还会对内脏造成损伤。

各类营养均衡摄取，怎样才算均衡？各类是哪些类？

于是造成一个问题——即使看了很多养生理论，实际执行的时候，我们还是会陷入乱吃的误区，三餐依然找不到健康的方向。

我希望在这本书里，给大家一个量化的、可执行的标准，解决这些困惑：

三餐怎么吃才算营养均衡？

吃到多少量，才能既减肥又容易坚持还不伤害身体？

简单、适合大多数人的“迈开腿”的方式是什么？

书里讲到的饮食法，叫择食。意思就是选择正确的食物，并在正确的时间食用它们。

择食而食，择时而食。

相信买这本书的人都有瘦和健康的意愿。我希望大家看完之后，能建立适合自己的三餐食材表，并按照择食的吃法坚持执行下去。

Choosing the Right Food

健康地吃:

家庭饮食调理指南

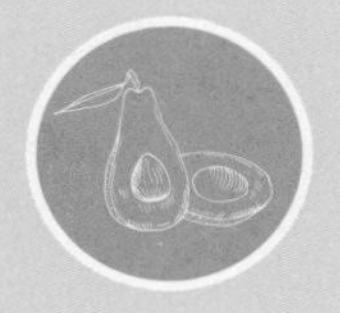

Choosing the Right Food

健康地吃：家庭饮食调理指南

Chapter 01

你以为有营养的食物其实没那么健康

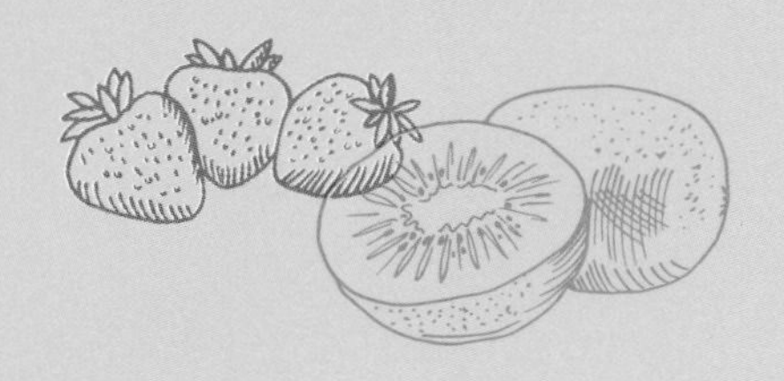

鸡蛋生菜吐司＋牛奶／豆浆，并不是你想象中的营养早餐

豆蛋奶可以说是早餐桌上的常客了，在我们的传统观念里，它们都是顶尖的营养健康食材。但是，择食不建议吃。

根据众多择食同学的反映，一开始接触择食理念时，完全颠覆了脑中已有的营养观念。

1. 肉竟然不能少吃？

2. 蔬菜、水果竟然不能多吃？

3. 豆蛋奶和高温烘焙的坚果竟然不建议吃？

是的。后面的章节我们会逐渐讲到为什么择食三餐会那样设定。这一节说早餐，那我们先来解释一下第三条。

为什么不建议吃豆蛋奶和高温烘焙的坚果？

因为它们都是容易过敏和上火的食物。

很多人可能以为，只有皮肤瘙痒、起疹子才是过敏。其实，恶心、呕吐、

胀气、心跳加速、打喷嚏等也都有可能是过敏反应。

还有一些过敏反应则更为隐性。根据我十几年积累的经验可知，鸡蛋可能会刺激肿瘤，引起妇科炎症、掉发、唇干脱皮、长痤疮；牛奶可能会引起便秘，导致胃胀气、羊屎便、毛囊炎；黄豆的过敏反应则是影响睡眠、导致情绪低落、刺激长面部痤疮、胃痛、引发妇科肿瘤等。

坚果也不是完全不能吃，只是不要高温烘焙，因为容易上火。可以低温烘焙、水煮或者蒸（注意不要加会上火的调料）。

择食同学分享：

鸡蛋生菜吐司 + 豆浆，并不是你想象中的营养早餐

刚开始择食当然有些不习惯，以前早上是喝豆浆，现在是喝鸡汤，以前是吐司夹蛋和生菜，现在是法国面包夹肉片，做起来并不复杂。而真正最不同的是，我肠胃不舒服的问题很明显地消失了；因为身体暖和了，所以也不腹泻了；晚上可以很自然地入眠，第二天早上醒来精神饱满，长时间工作也不会累；腰酸背痛的情况也没有再发生。除此之外，还有个小小的惊喜——我的体重减轻了几公斤，小腹变得紧实了。

那择食推荐的健康早餐是什么样的呢？继续看。

三餐如何吃，才能让身体获得完整的营养素

人体的正常运作需要六大营养素：碳水化合物、脂肪、蛋白质、维生素、水和矿物质。所以三餐首先要保证这六大营养素齐全。具体来说，就是每餐都要有肉有菜有淀粉。

其中肉提供蛋白质和脂肪，蔬菜、水果提供维生素和矿物质，饭和汤水提供淀粉和水。

除此之外，择食非常注重调暖体质，因为体质温暖是健康的基础。所以在保证六大营养素齐全的基础上，择食三餐还适量增加了暖养的饮食比例。

主要体现在充足的优质蛋白质分量及温姜汁和择食鸡汤的摄取上。

优质蛋白质在择食三餐里是非常重要的一部分，一定要摄取足够。因为它不仅可以把基础体质调暖，提高代谢率，从而让内脏得到充足的营养，还能让你心脏有力，精神饱满，面对困难更有勇气。

优质蛋白质主要可以从羊肉、猪肉、鸡肉、鱼肉中获得，建议每人每天

摄入的肉的克数为：（身高 −110）× 3.75。将所得结果平均分成 5 份，早餐和午餐各吃 2 份，晚餐吃 1 份。

例如，一个身高 160 厘米的人，每天要吃的肉的总量为：（160−110）× 3.75=187.5（克）。将所得结果平均分成 5 份，早餐和午餐各吃 2 份（即早餐吃 75 克，午餐也吃 75 克），晚餐吃 1 份（即 37.5 克）。

★注意这个公式算出来的是生肉克重，而不是蛋白质克重哦。

★优质蛋白质分配在三餐里，除了顾及每餐营养均衡之外，也是因为身体一次可以吸收的量是有限的。如果某一餐没有办法摄取优质蛋白质，至少也要将其分配到另外两餐之中，千万不要投机取巧，一餐就吃完一天所需要的量，因为多吃不只是浪费，也会对心脏和肾脏造成负担。

★有肾脏病史、痛风、尿酸过高者，优质蛋白质摄取量需咨询专业人员的建议。

算算自己三餐各吃多少克肉：

（　　　−110）× 3.75=________

早餐__________克

午餐__________克

晚餐__________克

基于营养素齐全和调暖体质这两个前提，择食三餐是这样安排的：

1. 早餐：

前面说过，三餐都要有菜有肉有淀粉，但是考虑到水果酵素可以帮助食物分解代谢，因此择食会把水果放在早上吃，来代替蔬菜。

· 择食早餐 ·

种类	温姜汁（晨起空腹喝）	择食鸡汤	优质蛋白质	水果	淀粉
食用量	10 毫升姜汁 +100 毫升热开水 + 一茶匙黄砂糖或低聚果糖	1 小碗(250 毫升)	2 份	2 种，每种 6 口	适量，以总体吃完八分饱为宜
示例	温姜汁 1 杯	制何首乌补气鸡汤 1 碗	炒羊肉片	6 粒葡萄 + 半个小苹果	小米饭（大米和小米 1: 1 比例）

温姜汁和择食鸡汤都是调暖体质的基础，放到早上来喝，一整天都会温暖有活力。温姜汁还可以消水肿，择食鸡汤则能帮助补充胶质、液态钙和水解蛋白质，提高免疫力。（具体做法见 203 ~ 208 页）

2. 午餐：

有营养的午餐要求包含三类食物：优质蛋白质、蔬菜、淀粉。

· 择食午餐 ·

种类	优质蛋白质	蔬菜	淀粉
食用量	2 份	2 种，煮好后共 1 小碗（250 毫升）	适量，以总体吃完八分饱为宜
示例	猪肉丝	西兰花、杏鲍菇	意大利面
	综合起来就是：西兰花杏鲍菇肉丝意面		

3. 晚餐：

有营养的晚餐依然是优质蛋白质、蔬菜和淀粉的组合。

· 择食晚餐 ·

种类	优质蛋白质	蔬菜	淀粉
食用量	1 份	1 种，煮好后半小碗（125 毫升）	适量，以总体吃完八分饱为宜
示例	鸡肉	香菇	隔夜白米饭

邱老师提醒：

- 很多人为了减肥不吃晚餐，或者只以水果果腹，是非常不健康的。虽然一开始可能造成瘦了的假象，但长此以往，身体会变寒，甚至引起代谢紊乱，尤其水果寒性，晚上吃容易让体质变寒身体水肿，另外水果糖分高，长期晚上吃水果，容易让糖分转化成脂肪，造成脂肪肝或肥胖，同时也有糖尿病的风险。
- 择食晚餐的量并不多，大家可以放心吃。
- 晚餐在晚上 7 点半之前吃完。再晚吃的话建议只吃淀粉。比如喝一碗红豆茯苓莲子汤。（具体做法见 209 页）

回想一遍，是不是很简单呢？

记住三餐的大框架，算好肉、菜、淀粉每餐的食用分量，下一餐不妨就按照这样的模式吃起来吧。

不要担心肉和淀粉吃太多。**摄取足够的优质蛋白质和淀粉，心脏才会有力，身体代谢和免疫力才能随之提升，头脑更加清楚，记忆力也更好。反之，则容易懒洋洋的，做事缺乏勇气，也容易出现便秘等问题。**

让精、气、神都达到巅峰状态，才是择食最大的目的。

择食三餐的食材选择

上一节我们说过，三餐都要有肉有菜有淀粉，不过选择哪些肉、菜、淀粉来吃，也是有讲究的。

蛋白质

蛋白质有植物蛋白和动物蛋白两类，动物蛋白又分鱼、肉、豆、蛋、奶五种。豆、蛋、奶容易引起过敏反应，引发诸多身体问题；鱼又偏寒；只有肉是温暖的。择食的第一目标就是把身体调暖，所以三餐中的蛋白质，我们建议通过肉来获得。

最推荐的是富含左旋肉碱的红肉——羊肉和猪瘦肉。

左旋肉碱的主要功能是促进脂肪转化为能量，在减少脂肪、降低体重的同时，保持水分和肌肉不减，让身体有耐力和爆发力。

红肉中丰富的 B 族维生素和铁质还可以帮助身体造血。

红肉中也含有饱和脂肪。适量的饱和脂肪可以让血管柔软，肠道润滑，皮肤和头发有光泽。很多长期不摄取脂肪的人，很容易便秘。脂肪还是身体内分泌系统制造激素的来源，如果长期不摄取脂肪，内分泌失调，女生还可能出现不来月经的情况。

择食推荐的肉类：

√ 优先选择羊肉和猪瘦肉。羊肉中左旋肉碱含量最高，其次是猪肉。

√ 鸡肉也可以，但它属于发物，胃不好的人不建议吃。

√ 鱼肉偏寒，而且可能刺激妇科肿瘤生长，可以吃，但要少吃。

★在烹调羊肉的时候需要特别注意，不要跟孜然、麻酱等上火调料一起，也不要采用会上火的烹调方式（如高温炭烤、爆炒等）。

★燕窝也是蛋白质。可在早餐或加餐时食用，一周三次。如果不是食用的量很大，如一次不含水分吃半碗或一碗，则不需计入一天的蛋白质摄入量。

★其他肉类不是完全不能吃，后面的菜谱部分也有用到海鲜的，只要大家没有过敏反应或者需要忌口的病症，偶尔换一下口味是可以的，但不要多吃。

★牛肉不推荐，容易上火，还会引发口臭和妇科炎症。

★三餐各吃多少肉，前几页有说呦。

特别提醒：

有人可能会说吃肉对身体不好，容易引发“三高”等富贵病。

如果不正确地吃肉，当然对身体不好啦。我们大部分人在烹调食物时往往都烹煮过头，不是把肉煮得太久，就是温度太高、太油、太咸，结果都把好好的蛋白质营养变成了废物。

所以这里提醒大家，肉类高温烹调不要超过 20 分钟，否则会变成劣质蛋白质。

蔬菜

择食可吃的蔬菜分为两种：一种是下午 4 点后不能吃的，还有一种是全天都可以吃的。

叶菜类和根茎水生类大多偏寒，不宜多吃，吃的话也要在下午 4 点前吃完。

根茎花果类则大部分都是全天可吃的，择食也比较推荐。

因为植物储存养分和吸收矿物质的地方在根部，叶子只是用来进行光合作用的。

下午 4 点后不能吃的蔬菜	叶菜类——空心菜、芥蓝、小油菜、龙须菜、红苋菜、莴笋叶、油菜 根茎水生类——荸荠、慈姑、绿豆芽、茭白、西芹以及水生的莲藕、菱角、海带和紫菜
全天都可以吃的蔬菜	包心菜类——圆白菜、圆生菜 根茎花果类——马铃薯、红薯、胡萝卜、洋葱、西蓝花、紫甘蓝、青椒、甜椒、茄子、南瓜、玉米、芋头、荷兰豆、豌豆、豇豆、蚕豆、御豆、四季豆、香菇、秀珍菇、杏鲍菇、蟹味菇、木耳

> ★表格里列的都是比较常见的、我试过且众多择食同学验证过的食材，但并不是说没有列的都不能吃，等择食一段时间后，身体变敏感了，也可以试吃看看。

> ★营养学上，谷、薯、杂豆都是主食，但是我们把玉米、马铃薯、豌豆等都归到了蔬菜里，是因为寒性体质的同学在体质改善之前最好把它们当蔬菜来吃。

需要注意的禁忌：

- 尿酸高、痛风、多囊卵的人不宜吃菌菇类
- 鼻子过敏的人不宜吃四季豆
- 皮肤过敏的人不建议吃番茄、青椒、甜椒、茄子、南瓜、玉米、芋头
- 妇科肿瘤患者不建议吃山药
- 甲状腺功能低下的人不建议吃十字花科，如芥蓝、圆白菜、西蓝花、小油菜
- 肝脏功能不佳的人不宜吃玉米和花生
- 甲亢、多囊卵患者不宜吃海带、紫菜

食用方法：

中午吃两种，烹饪好后为一小碗（250毫升）；晚餐吃一种或两种都可以，烹饪好后是半小碗。

蔬菜不要不吃，但也不要多吃，避免加重体寒水肿的状况。

有同学担心午餐吃两种蔬菜会太少了，其实不会的，按照一小碗的量来吃就可以。只选两种蔬菜，是为了避免多种食物交叉过敏的可能。

水果

择食推荐的水果：

猕猴桃（绿肉）、百香果、莲雾、木瓜、美国葡萄、苹果、释迦、草莓、

香蕉等。牛油果、柿子、柑橘类、油桃、枇杷等偶尔也可以吃，但不要常吃。

需要注意的禁忌：

- 妇科肿瘤患者、甘油三酯和胆固醇过高的人不建议吃牛油果
- 鼻子过敏的人不建议吃柑橘类水果，如橘子、橙子、柠檬、柚子等
- 气喘、肺虚的人，不建议吃表面有绒毛的水果，如：猕猴桃、草莓、枇杷等
- 体寒、排便松散不成形的人不建议吃火龙果
- 不易消化、胃功能弱的人不建议吃油桃
- 胃不好、肾脏不好、血糖高、糖尿病患者不建议吃柿子

食用方法：

食用水果的最佳时间是早餐时。从推荐的水果里选两种，每种六口。水果大多偏寒，多吃不仅会使身体变寒，还会导致水肿，所以不宜多吃。

体质较寒的人，在喝完温姜汁、鸡汤，吃完肉和淀粉后再吃水果；身体不寒的人，可以在喝完温姜汁后就吃水果。

柿子需跟蛋白质间隔一小时以上，不要空腹吃。

淀粉

淀粉的量是因人而异的。

你可以提前预估一下，每餐里其他食物吃够量后，再吃多少淀粉能达到

八分饱。那就是你需要准备的淀粉的量了。一开始可能会估计得有误差，多摸索几次就能掌握好。

择食首先推荐的淀粉——抗性淀粉：

抗性淀粉消化缓慢，食用后血糖不会过快升高，可以增加饱腹感，而且有助于胆固醇和甘油三酯的排泄，因此具有一定瘦身效果。

首选是冰过的白米饭（食用前要加热至微温）。

研究表明，煮熟的米饭放入冰箱存放 12 小时，即可转为抗性淀粉。所含热量最多可比新鲜米饭低 60%。

除冰过的白米饭外，抗性淀粉还可以选择：

◇ 杂粮饭：比如小米饭，一周最多吃 4 次，有皮肤过敏、胀气、牙龈肿痛和出血的人不建议吃杂粮（包括燕麦、大麦、小麦、黑麦、荞麦、糙米等）制品

◇ 玉米、马铃薯、芋头、红薯：第一年择食且体质偏寒的人只能作为蔬菜来吃

除了抗性淀粉，择食可以选择的淀粉还有：

◇ 白面条、乌冬面：一周 2~3 次

◇ 白馒头、白吐司、法棍、贝果（不胀气的人偶尔吃，胀气的人不建议吃）

◇ 杂粮馒头：一周最多吃 4 次，有皮肤过敏、胀气、牙龈肿痛和出血的人不建议吃杂粮（包括燕麦、大麦、小麦、黑麦、荞麦、糙米等）制品

◇ 粉丝、米粉：一周最多吃 4 次

这两类食物，任何人都不应该吃

择食十分强调忌口，因为吃到错误的食物，会让你做的其他养生努力全部白费。其中最重要的需要忌口的食物，就是寒性食物和上火食物。

因为它们会让你的体质变寒、血流速度变慢、新陈代谢降低，从而引发一连串健康问题，诸如变胖、失眠、疲倦、水肿等等。

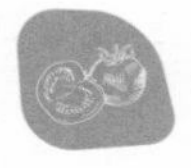

寒性体质是很多疾病的温床

寒性体质的坏处，简直族繁不及备载，皮肤过敏、鼻子过敏、妇科炎症、痛经、不孕、懒洋洋没精神等，都跟体质太寒有关。

《素问·生气通天论》认为："阴平阳秘，精神乃治。"也就是说阴阳调和，人就会健康、精力充沛。当我们体内的阴气过盛，会伤及阳气，表现出畏寒的状况；反之阳气过盛，会表现出燥热的状况，如：身体发热、口干舌燥、口臭、烦闷等，则会伤及阴精。

但是如果寒到极点，也会出现燥热的表现。**《素问·热论》：“今夫热病者，皆伤寒之类也。”所以，千万不要再误会燥热代表体质不寒！**正是因为身体变寒，循环代谢变差，体内的火无法排出，才造成燥热的外在呈现。

如何改善寒性体质——

1. 严格忌口寒性食物。

· 寒性食物 ·

蔬菜	大白菜、小白菜、大黄瓜、小黄瓜、苦瓜、丝瓜、瓢瓜、冬瓜、芥菜、雪里蕻、地瓜叶、白萝卜、秋葵、苜蓿芽
美食	生菜沙拉、生鱼片等生食及冰品

2. 下午4点后不要吃叶菜类、根茎水生类蔬菜和水果。这些食材大都偏寒，要吃就放到白天阳气充足的时候吃，而且也要按照之前讲过的量来吃，不能多吃。

3. 每晚用热水泡澡或泡脚，帮助排寒。泡脚时水深至小腿一半即可，泡澡水深为胸部以下位置。时间在20分钟左右，身体微微出汗即可。晚上睡前一小时泡完。

> ★这些人不建议泡脚：患有高血压及其他心血管疾病的人群，糖尿病患者、发育中儿童、孕妇、经期和月子期的女性。
>
> ★这些时间不建议泡脚：中午不要泡脚，饱腹、空腹、过于疲劳时也不要泡脚。

4. 早上的温姜汁和择食鸡汤认真喝，保证全天的优质蛋白质摄取足够。

这些要求是不分性别来执行的。坊间的各种与健康相关的信息或报道，多着重在改善女性因为体质过寒所引发的各种症状，告诉女性该吃哪些食物、在什么时间做什么运动、怎样让身体温暖等。而男性的健康问题，则多半着墨在体力的维持、肌肉的训练之类。因为大部分人都觉得男性的体质比较燥热、不怕冷。

我也曾经和大家一样，认为体质偏寒是女性的专有问题。但是在我开始学习养生后，从中医的理论与观点中发现，不论男女，都需要维持体质温暖。

身体的代谢率是维持健康非常重要的条件，而温暖的体质又是保持优良代谢率的首要条件。择食一直强调的也是通过改善寒性体质、忌口上火食物，并以“食”喂养我们的内脏，让身体拥有很好的代谢能力。这一点是不分男女的。

男性在先天上不论筋骨还是肌肉都比女性发达，活动范围比女性更广，所以男性对身体代谢的需求比女性更大，一旦男性的代谢率往下滑，会有很多相应的健康问题出现，衰老也会增速。

从我积累的众多个案所得到的资料来看，意识到自己健康出问题的人，多半就是体质处于不够温暖的状态而发生的。所以对寒性体质的预防和改善，是所有养生人士都要做的第一步。

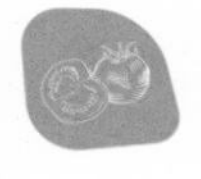

长期上火的危害

除寒性食物外，上火食物也是要严格忌口的。如果家族三代直系血亲有癌症，自己身体某部位长期慢性炎症达到 15 年以上，若还经常吃烧烤、油炸、腌渍等致癌物，那就要警惕癌症的降临。

我们大部分人平时的饮食和生活习惯本就非常容易上火，所以要特别注意改正。

肝火

肝火分外火和内火。

外火多是吃上肝火食物引起，只要做到严格忌口，便能获得良好甚至断根的效果。内火则比较麻烦，与晚睡、情绪大幅波动有关。

何以判定自己有肝火？

√早上起床有眼屎、眼睛干酸痒、长息肉

√口干舌燥、嘴巴破、口气臭

√肤色暗沉、脸上长黑斑、皮下脂肪瘤

√失眠、脾气暴躁、无名火

√大便干硬且颜色深

长期上肝火还易使脂肪堆积在腹部，对外显示为啤酒肚，向内则容易生成脂肪肝。

如何避免上肝火？

- 隔绝外火：严格忌口上肝火食物。

· 上肝火食物 ·

烹调方式	高温油炸、高温烧烤、炭烤、高温快炒、爆炒方式烹调的食物
美食	沙茶、咖喱、红葱头、红葱酥、麻油、姜母鸭、羊肉炉、山药炖排骨、麻辣食品、香油，以及化学食品添加剂
高温烘焙的坚果	芝麻、花生、杏仁、核桃、开心果、南瓜子、葵花子、蚕豆、腰果、松子、夏威夷果仁、含花生的米浆等 * 因为要香，要酥脆，所以市售坚果多半是高温拌炒或烘焙的，容易上火。如果要吃，尽量生食或低温烘焙、水煮，一天一小把。

水果	荔枝、龙眼、榴梿、樱桃等
饮品	咖啡、市售黑糖姜母茶（黑糖和不去皮的老姜都会上火）等

- 避免内火：晚上 11 点前要睡着；及时疏解情绪。

情绪问题涉及当事人的观念转变，知易行难，比较棘手。

我有许多学生，都曾说："我知道我有情绪问题，但我有宣泄的渠道。我运动、购物、打游戏、跟朋友喝酒，之后就会很累，睡着后就什么都不会想啦。做这些事情的时候我很开心，就会忘记我的压力呀。"

但其实呢，这些所谓的有效方法，对身体状况并没有太大帮助。这样的方式只会让情绪被内化压抑得更深。负面情绪久了就会变成压力，而日积月累的压力，是造成身体内火严重的根源。

结束一天的工作后，
可以选择躺在一张舒服的椅子或床上，
聆听水晶钵共振的清灵音波、
西藏颂钵旷远幽冥的泛音波或沉静悠远的古琴音。
让音波振动带动你产生共鸣，
帮助你回归到平衡的自我。

我的前半生还在职场上打拼时，也跟这些学生的情况一样。直到人生最低谷来临，我的右手瘫痪，吃饭都变成一个大工程的时候，才明白怎样才能真正疗愈自己。

那个时候，家人给我极大支持，医生和复健师不断给予我鼓励，围绕在我身边的都是由爱构筑的正面力量，所以原本应该沮丧、暴躁的我，心灵却比生病前更充满爱和平静。我没有因为身体残障而心生怨怼，而是从职场女战士变成了一个充满爱和慈悲的人。

所以后来，经过 3 个月的努力，当我的右手毫无征兆地复原，完全恢复功能，且没有留下任何后遗症时，复健师直摇头说这是她从没见过的奇迹。

康复之后，我时时检视自己的内心，并常跟学生讲，不要害怕失败，不要害怕失去，这只是一个过程，这个过程会让你打开另一双眼、另一扇窗，帮你走向另一个充满爱的世界。

胃火

嗜酒、爱吃辛辣甜腻的食物、吃得太快等，都可能引发胃火。

上胃火有哪些症状？

口苦、牙龈肿痛、乳房胀痛、胃食管反流、胃闷、胃胀痛、胃发炎、胀气、消化不良、容易紧张、焦虑等。

如何避免胃火？

1. 忌口容易上胃火的食物。

· 上胃火食物 ·

黄豆类	豆干、豆皮、豆腐、豆花、豆浆、黄豆芽、兰花干、素鸡、素肉、味噌、毛豆、纳豆、素火腿、黑豆、豆豉及黄豆蛋白制品
糯米类	麻糬、粽子、油饭、米糕、汤圆、饭团、紫米、糯米肠、猪血糕、草仔粿、红龟粿等
竹笋	笋丝、笋干等
奶制品	调味乳、酸奶相关产品、奶酪、冰激凌、炼乳、高蛋白牛奶制品、乳清蛋白等
过度甜食	蛋糕、饼干、面包等

* 五谷杂粮类也容易上胃火，已经有胃火症状或皮肤过敏的同学需要忌口小麦、大麦、燕麦、荞麦、黑麦、小麦胚芽、全麦面粉制品、糙米、胚芽米等。没有胃火症状的也不要多吃，一周最多吃 4 次。
* 如果已经有胃食管反流等症状，要注意忌口“发物”，如粥类，鸡、鸭，发酵类的包子、馒头、泡菜、西点等。
* 胃状况长期不好的人，肉类最好先吃羊肉和猪肉，两条腿动物的肉请务必忌口一阵子。
* 破布子也是胃闷痛、胃溃疡的元凶。

2. 汤品在餐前或餐中喝，餐后半小时不要摄取任何水分。

3. 每一口食物嚼 30 下。

4. 注意疏导紧张焦虑的情绪。

肠火

如何判定自己有肠火？

√脸部皮肤：嘴唇干、脱皮、下唇红

√身上皮肤：手上易长老人斑，小腿皮肤粗糙、冬天容易干痒

√大便情况：大便臭、黏，羊屎便，有便意便不出来，放臭屁，慢性便秘，排便出血、肛门红肿、痔疮

肠火一般由食物引起。所以严格忌口上肠火食物即可。再来就是可以在早餐前补充益生菌。

· 上肠火食物 ·

蛋类	鸡蛋、鹌鹑蛋、鸭蛋、皮蛋、咸蛋、铁蛋、蛋糕、蛋卷、蛋饼、泡芙、布丁、茶碗蒸、美奶滋、铜锣烧、牛轧糖、蛋黄酥、蛋蜜汁、凤梨酥及其他含蛋的饼干、面包等西点类；捞面、黄色拉面、意大利千层面等
奶制品	牛奶、调味乳、酸奶、炼乳、奶酪、酸奶相关产品、冰激凌、高蛋白牛奶制品、乳清蛋白等

其他食物	蒜头（包括蒜苗）、韭菜（包括韭黄）、虾子（包括虾米）

择食同学分享：

要求忌口的都是自己喜欢吃的，好难执行，怎么办呢？

刚开始执行择食三餐时也许会不太习惯，能做到一百分最好，可是如果做不到也不用太悲观，只要朝目标一点点调整就会有收获。时刻存着忌口意识，能不吃上火食物的时候就不吃，坚持一段时间后，你就不会再想吃这些上火食物，因为身体会很自然地选择对你好的食物。

把择食坚持下去的小妙招

任何一种养生方法，都应考虑到日常执行的便利性。否则任其再完美，也如纸上谈兵。

择食三餐的结构本身跟大家的日常三餐没有太大区别，执行的难点大多集中于择食可选择的食材跟自己爱好的冲突，以及没时间做饭或者不会做饭上。

不妨先看看下面这些择食同学的分享，可以帮助你在择食道路上走得更远。

Q：厨艺小白也可以自己做择食餐吗？

A：择食餐的菜式其实很简单。拿午饭来说，最省事的做法，肉和两种蔬菜炒在一起就行。用去皮老姜炝锅，加适量生抽和盐调味，一道菜就完成了。

择食同学分享：

离开父母自己独立之初，什么都不会做，天天外食又吃得很厌烦。于是从网上找食谱来做，但是都觉得好复杂，关键是每顿都要绞尽脑汁想吃什么。

接触择食后，最开心的就是不用费过多脑细胞在菜谱选择上，反正每餐就那些食材、那些量，随意组合就可以了。

Q：每天上班没空做饭怎么办？

A：建议大家周末集中一个时间来处理一周的食材，切好分装，需要用的时候直接拿出来烹调。

制作一顿择食餐基本不会超过15分钟，边看剧或者边听音乐边做饭的话，时间很快就过去了。

择食同学分享：

午餐和晚餐我一般会在家做好，带去公司，这样可以保证晚饭在7点半之前吃完。虽然邱老师不建议吃隔顿饭，但上班族只能这样将就了，总比外食要好一些。实在没空做的时候，就会挑选比较接近择食要求的清淡的外卖。如果不慎点到又油又咸的，会准备一杯清水，涮一下再入口。早餐没空做的时候，会偷懒点板烧鸡腿堡、鲜肉包子等。

Q：可选择的都是不喜欢吃的，感觉能吃的东西很少。

择食同学分享：

刚开始择食，觉得这个不能吃，那个要忌口，我还有什么可以吃？后来习惯了，发现情况也没那么糟。以前不过是自己对食物有固定偏好，一旦把眼界打开，可以吃的东西其实相当多。后来我才知道，当味觉回归到最原本的状态，吃，变成了相当简单的事，我们身体的需求其实也很简单。

择食同学分享：

择食之初我会选择周一、周三、周五、周日自己做择食餐，周二、周四、周六都小小地放飞一下。所以并不觉得很艰难。坚持一段时间之后，发现原先爱吃的重辣重油食物，逐渐不想吃了。不是刻意而为，是身体自然而然不想吃。感觉很神奇。到现在择食已经快三年，基本是自然过渡到了天天自己做饭，自觉告别垃圾食品、辛辣食物及外卖的状态。

Q：怎样改变原有的饮食习惯，向择食转变呢？

择食同学分享：

虽然很多我爱吃的东西都不能吃了，但为了达到健康瘦身的目的，也只好逼着自己去适应新的饮食。烫青菜吃腻了就换姜丝炒青菜，红茶燥、绿茶凉，都不能喝，就换乌龙茶和白开水，羊肉太腥吃不下去，用猪肉拌点淡酱油好像也不错，晚餐有时候没空吃，喝红豆茯苓莲子汤得到饱足感。一个多月便效果惊人。

择食同学分享：

我让自己的饮食尽量单纯，这样烹调起来比较不费力。所以通常我早上就是一碗清水煮肉片，只煮几分钟，熟了就离火，蘸着姜汁酱油吃，再外加半碗白米饭。如果是外食，我就选择不含蛋的三明治或是贝果、法国面包等。反正就是依照邱老师的指示，方便的话就用小火锅涮肉、涮青菜，配白米饭，谢绝葱、蒜、蛋，不碰沙茶酱，佐点清酱油。如果没有火锅可以选择，那也没关系，饭店的菜过水后一样可以饱餐一顿。

上面这些择食同学和你我一样都是生活在同一片天空下，他们一样需要自己打理生活，甚至照顾一家老小，但是他们都想了办法把择食坚持下去，因为，健康对他们来说，比什么都重要，他们也因此获得了持之以恒的毅力。所以，只要下定决心改善自己的身体状况，你也一定可以克服各种疑虑和困难。而且你会发现，当你愿意将择食融入日常生活，很快就会熟悉择食的方法，发现择食一点都不难。

现在你已经掌握了择食的基本方法和理念，接下来的内容会按照人群划分，细讲不同的人对症择食的问题。

希望你看完这本书后，不仅能给自己一个健康瘦美的身体，也能帮家人改善身体，收获健康。

附：择食三餐要点整理

早餐前：一杯温姜汁

早餐：择食鸡汤一碗、优质蛋白质 2 份、水果两种各六口、淀粉适量

午餐：优质蛋白质 2 份、蔬菜两种、淀粉适量

晚餐：优质蛋白质 1 份、蔬菜一种、淀粉适量

· 可选择的食材 ·

类型	选择范围
鸡汤	制何首乌补气鸡汤、四神茯苓鸡汤、天麻枸杞鸡汤、清蔬休养鸡汤
优质蛋白质	羊肉 > 猪肉 > 鸡肉 > 鱼肉

水果	猕猴桃（绿肉）、百香果、莲雾、木瓜、美国葡萄、苹果、释迦、草莓、香蕉 牛油果、柿子、柑橘类、油桃、枇杷（偶尔也可以吃，但不要常吃）
蔬菜	下午 4 点后不能吃： 叶菜类——空心菜、芥蓝、小油菜、龙须菜、红苋菜、莴笋叶、油菜 根茎类——荸荠、慈姑、绿豆芽、西芹、番茄，以及水生的莲藕、菱角、海带和紫菜 全天都可以吃： 包心菜类——圆白菜、圆生菜 根茎花果类——马铃薯、红薯、胡萝卜、茭白、洋葱、西蓝花、紫甘蓝、青椒、甜椒、茄子、南瓜、玉米、芋头、荷兰豆、豌豆、豇豆、蚕豆、御豆、四季豆、香菇、秀珍菇、杏鲍菇、蟹味菇、木耳
淀粉	隔夜白米饭 白面条、乌冬面：一周 2~3 次 白馒头、白吐司、法棍、贝果偶尔吃（胀气的人不建议吃） 杂粮饭：一周最多吃 4 次，有皮肤过敏、胀气、牙龈肿痛和出血的人不建议吃杂粮（包括燕麦、大麦、小麦、黑麦、荞麦、糙米等）制品 粉丝、米粉：一周最多吃 4 次

附：如果身体反复出问题，原因可能是“心病”

除了三餐之外，择食还有一个重要的维度，就是“心灵择食”。情绪和身体会产生交互影响，调理健康的时候，一定要双管齐下，才能事半功倍。

在同仁堂做养生咨询师时，我发现按照医书开出的药方，实际治疗效果是因人而异的，当时我怀疑，人体中可能存在某一种变数。

经过不断实践，我发现，那个变数是食物。食物过敏会对人体产生重大影响。后来学习了营养学，认识到哪些营养素对身体来说是好的、正确的。

在随后的咨询中，我都会先以调理身体为主，帮咨询对象筛选出会造成身体不舒服的食物，建议他们怎么吃，补充哪些营养。

但是，尽管他们都照做了，也有效果，成效却参差不齐。

由此我又想，除了食物之外，恐怕还有其他变数存在。

跟前来咨询的同学深入讨论后，发现效果偏差比较大的人，多半在开始调养时有比较大的情绪问题或压力。

有了这个发现之后，我又进一步学习了身心疗愈方面的知识，并一步步运用到养生咨询中。取得了不错的效果，渐渐形成"心灵择食"的内容。

多年的咨询经验使我发现——

常常压抑焦虑、情绪不安的人，身体的问题多半反应在肠胃上，诸如：胃痛、胃炎、胃闷胀、大肠激躁或腹泻等；

经常压抑愤怒情绪的人，问题则会出在肝脏，会有眼屎、无名火、肤色暗沉、大便秘结以及食管反流的问题；

有的人上呼吸道问题反复出现，如扁桃体发炎、咳嗽不停、常常觉得喉咙有痰，有这类症状的人，多半是近期有某些恐惧的事情说不出口，不敢面对而压抑下来。

生病后，
我们总是认为只能把身体交给医生，
待他们治好后再还给我们。
但有些病连原因都查不出，
更遑论治愈。

有些人无意识或无目的地暴饮暴食，其实不是身体的需求，而是情绪上的疏解，如果不面对这个问题，我给的养生建议就不可能得到完整执行。

所以，大家在学习择食的时候，不要只关注吃的部分，“心灵择食”也应该同步重视起来。照顾身体的同时也请好好照顾自己的情绪。

Choosing the Right Food

健康地吃：

家庭饮食调理指南

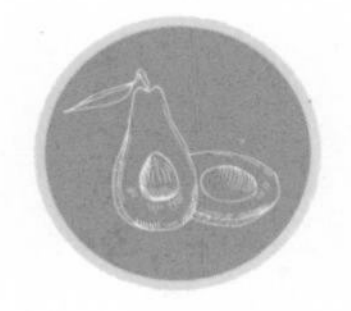

Choosing the Right Food

如果你想要一个基础代谢率很高、老得很慢的身体，请开始建立自己对食物的过敏反应记录，筛选出需要忌口的食物；根据择食建议认真吃一日三餐。

Choosing the Right Food

健康地吃：家庭饮食调理指南

Chapter 02

全家人的择食计划

女性的择食计划

女人的身体先天载负孕育生命的责任，因此较男人早成熟，很不幸地，也较早衰退。而男人晚熟，也晚衰退，甚至在筋骨肌理的坚实上也比女人要来得更强大。

若单纯就先天条件相同，且后天并无自我摧残的行径来比较，大家可以参考《黄帝内经》的记载，约略了解男女究竟有什么不同。

女人：

7 岁开始换牙、头发生长

14 岁生殖功能渐成、月经来潮、具备生育能力

21 岁生长发育已经成熟

28 岁达到身体最健壮的阶段

35 岁气血开始衰退，此时女人会察觉到面容憔悴等症状的出现

42 岁各种提供身体代谢的功能开始衰退，长白头发等状态出现

49 岁俗称“天癸绝”也就是停经期开始，包括容貌衰老等状态，并且丧

失生育能力

男人：

8 岁开始换牙、毛发生长

16 岁精气充盛，开始有生殖能力

24 岁发育成熟、筋骨强壮

32 岁达到身体最健壮阶段

40 岁毛发衰退、牙齿不再坚固

48 岁各种提供身体代谢的功能开始衰退，长白头发等状态出现

56 岁精气衰退、筋骨活动不灵活、天癸尽绝

64 岁牙齿松动、视茫茫发苍苍的衰老形态都会一一出现

这样对照下来，相信大家大概了解男人在体能和身体健康趋向上而言，确实较女人具有优势。这个统计是在远古时期就有的，《黄帝内经》认为女人以 7 为分阶段的基数，而男子则以 8 为基数，但那个时代人类都还处于与自然循环节奏步调较为相同的生活方式，而现代人的生活环境复杂程度千万倍于古人，不仅忽略健康的重要，往往贪图一时之快，烟酒无度、饮食放纵；更甚者尽其所有欲望，无所节制。

先天上，我们无法选择自己的性别或者是健康程度，但就如同我前面所言，如果你不自我摧残，每一个人，不论男女，都拥有相同的选择权利和能力，那就是自己为自己付出，“养生”是每一个人只要努力就会有成果的，女人不需要碍于先天上比男人早衰老就觉得气馁，我们还是看见许多年龄相仿的

夫妻走在一起，别人却以为那个男人是女生的爸爸，此时这个女生一定笑得如花般灿烂，而能够有这样的结果，跟先天可不会有太大的关联，肯定是那个男人努力糟蹋自己，而那个女人努力养生罢了。

如今的社会对女性非常严苛，尤其是已为人妻为人母的职场女性，太多事情分散精力，往往顾不上自己。所以，如果只要三餐稍微注意，就能有效瘦身、防衰老，不是很美妙吗?

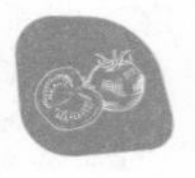

如何做到健康匀称地瘦，还不反弹

关键词

消水肿、提高新陈代谢、忌口上肝火食物、适当的运动

关于瘦身的问题，我们在《吃到自然瘦（全新增订版）》里有非常详细的讲解。这里概括讲一下瘦身的执行关键。

1. 消水肿

很多人说择食一个月瘦了10斤，那一般都是减掉了身体里多余的水分。

判定是否水肿：

只要将皮肤表层的皮拉起来看看，如果很轻松就拉得皮肉分离，而且软软的，就是水肿。因为，没有水肿的皮肤与肌肉，是非常紧实有弹性的，绝对不会皮肉分离。

消水肿的方法除了认真吃择食三餐外，红豆茯苓莲子汤喝五天停两天，可帮助身体排水。它可以替代三餐中任意一餐的淀粉，也可以作为加餐吃。但是晚上 9 点之后，只吃料，不喝汤，以免第二天水肿。

温姜汁也是消水肿的好饮品。每天早上要坚持喝。

2. 打造温暖体质，提高身体代谢率

很多 30 岁以上的女性都有这样的感受，稍微多吃点肚子就凸起来，再也没有年轻时候怎么吃都不胖的美好体质了。

不只女性，男性也是如此。年纪越大，人体代谢率越低。如果我们再不认真调理体质，更会雪上加霜。

选择对的食物，让身体吸收足够的营养，重新启动身体代谢，我们也会更容易瘦下来。

择食三餐认真吃，尤其是优质蛋白质，一定要摄取足够。同时严格忌口寒性食物和上火食物。可以通过泡澡或泡脚来加强新陈代谢。

3. 不上肝火

肝脏具有分解代谢脂肪的功能，如果肝一直上火，很容易囤积“游泳圈”，囤积不下后全身脂肪层就会开始变厚。很多中年人的腰部“救生圈”都跟上肝火有关。

另外，肝脏负责制造白蛋白给肾脏，而肾脏又有帮助身体排废水的职能，当肝脏上火，肾脏缺乏白蛋白时，也会导致水肿。

饮食上，严格忌口上肝火食物，阻止外火入口；生活习惯上，注意不要熬夜，及时解决情绪问题，避免内火。

4. 和缓适当的运动

如瑜伽、快走。

需要提醒大家的是，择食的瘦，看的是体态，而不是体重。因为内脏变健康之后，也会增加重量。所以，择食一段时间之后，你需要注意的是裤腰有没有变松，背有没有变薄，而不是体重秤上的数字。

择食同学分享：

体重增加，
腰围却变小了

按照邱老师的建议吃了两个月，我瘦了四五公斤，皮肤好得不得了。但邱老师却说我应该再重一些。因为排掉体内的废水之后，也要降低体脂率、同时保持肌力充足，才会呈现更漂亮的身形。毕竟别人看到的是身形，而不是体重。我照做了一个月后，体重增加，体脂率下降，腰围也变小了。

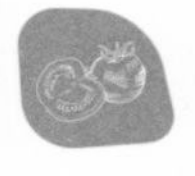

皮肤细腻透白的两个关键习惯

关键词

不上肝火、忌口豆蛋奶

质量上乘的睡眠，是最好的化妆品

长期熬夜会使皮肤暗沉、长斑，甚至爆痘。所以要保证每天晚上 11 点之前睡着。

但是现在社会竞争激烈，不管上班与否，每个人都有不同的压力。忙碌的生活下，情绪混乱，压力无从宣泄，失眠也成为常态。

失眠、浅眠、明明很困却睡不着，这便开启了恶性循环：睡不好，白天就没精神，工作或是生活就越来越无力，这样的身体状况又会演变成另外一股压力，不断重复。这是你假日睡再久的觉，都无法消除的。

建议大家晚上 10 点半之前就躺好，不要再想任何白天的事情，或是明天的行程、会议等。如果没有办法控制自己的脑袋，可以试试下面这个方法：

呈大字形轻松地躺着，开始腹式呼吸。一吸一吐之间，想象着今天所有不愉快的事情，不开心的感受，都随着呼气慢慢地离开了你的身体；而吸进来的气，则是充满了爱与关怀的。这样反复十次，应该就可以平稳地进入梦乡了。

如果还没睡着，也不要紧张，继续腹式呼吸，并且开始感谢你的身体，像点名般向身体的每一个器官一一道谢。先谢谢大脑今天一整天的辛劳，再谢谢一双眼睛，让你看见了亲爱的家人、美好的世界，然后谢谢你的双脚，让你在今天顺利地赶上地铁……

只要开始了这样的思考，你的身体就会接收到你的感恩。而且，让身体接收自己的大脑传达出的正面信息，总比你躺在床上，不断怨叹着失眠，或是辗转反侧越来越焦虑来得好。

其实，失眠是身体对你提出的一种抗议，你的身体希望跟你好好相处，或是想提醒你些什么事情，千万不要忽略来自身体的信息。正面的思考可以带来正面的能量，每天睡前给自己这样一点时间，是很值得的。

有了好的睡眠，在日常生活中面对纷纷扰扰的繁杂事务，也记得常常提醒自己，你是自己的主人，你可以决定怎么看待事情，要从好的方向去想，或者从坏的角度看，决定的人是你自己，换句话说，开心与不开心，常常只在你一念之间而已。

忌口豆蛋奶制品

在我的经验中，豆蛋奶都是皮肤问题的元凶。它们会引起痤疮，蛋过敏还容易让毛孔变粗大。

妇科肿瘤病患者不宜吃黄豆类制品，易引起胀气、失眠、睡眠不好、痤疮、情绪低落等问题。

· 黄豆类 ·

豆干、豆皮、豆腐、豆花、豆浆、黄豆芽、兰花干、素鸡、素肉、味噌、毛豆、纳豆、素火腿、黑豆、豆豉及黄豆蛋白制品

妇科肿瘤病患者、妇科易发炎者不宜吃蛋类制品，还可能引起痤疮、掉发、唇干脱皮等问题。

· 蛋类 ·

鸡蛋、鹌鹑蛋、鸭蛋. 皮蛋、咸蛋、铁蛋
蛋糕、蛋卷、蛋饼、泡芙、布丁、茶碗蒸、美奶滋、铜锣烧、牛轧糖、蛋黄酥、蛋蜜汁、凤梨酥及其他含蛋的饼干、面包等西点类
捞面、黄色拉面、意大利千层面等

奶类制品容易引起胃炎症、胀气或便秘、羊屎便、痤疮、毛囊炎等问题。

· 奶类 ·

牛奶、调味乳、酸奶相关产品、奶酪、冰激凌、炼乳、高蛋白牛奶制品、乳清蛋白等

另外，红豆茯苓莲子汤具有美白消水肿的功效，可以坚持喝。

不论男女，只要认真吃择食三餐，该忌口的严格忌口，让代谢变好，身体就会跟着轻松，精神也会好，自然可以摆脱沉重疲倦的身体；若再加上良好的睡眠，皮肤自然透亮。其实，这就是自信的来源，而且是别人拿不走的自信。

择食同学分享：

一个人的健康取决于四大因素，包括先天体质、后天生活环境、情绪状况和常吃的食物，同时由于每个人体质不同，适合和需忌口的食物也因人而异。不适合的食物吃多了，体内无法代谢的毒素会越积越多，就容易出现上火、水肿和长期慢性过敏症状。

在调理过程中，如果能配合充足的睡眠和正常的作息，保持精神饱满的状态，对食欲也会更有自控力，身体排毒速度会更快，容易得到事半功倍的效果。

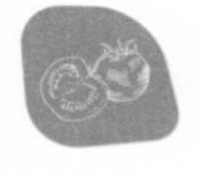

难以启齿的妇科问题

关键词

身体温暖、忌口鱼牛山药笋蛋奶

从月经初潮到怀孕再到更年期，妇科对女性的影响都是显而易见的。妇科不好的人往往皮肤也非常差。但是妇科问题又让人难以启齿，去医院检查更会倍觉尴尬。所以平时一定要注意在日常生活中尽可能进行保养。

痛经

很多女生都有痛经的问题，情况不同对应的解决办法也不同。

如果是闷胀痛伴随偶尔刺痛，或经期腰酸，多半跟体质太寒有关。严格忌口寒性食物；认真喝温姜汁（但请注意，经血量大的人，经期要停喝）；经期前不要吃冰的或者影响神经的食物；平常可以做做热敷。

如果是剧烈疼痛，建议做妇科检查，看看是否有子宫肌瘤或是子宫内膜异位症。

有的女生刚开始择食会有痛经的状况，可能是心脏开始有力，子宫收缩力量变大了，一段时间后就会改善的。

另外要提醒大家，不管身体哪里疼痛，都要注意避免吃影响神经的食物，然后要注意补充足够的钙质。因为钙质可以安定神经，缓解焦虑。

经期头痛

一般是因为缺铁，造血功能不良引起的。

人体造血三元素是维生素 C、B 族维生素、铁质。在择食三餐中，早餐的水果、午餐和晚餐的蔬菜，都含有维生素 C；三餐的红肉中含有 B 族维生素和铁质。只要认真择食，身体自然就有很好的造血功能。

谷物中植酸和草酸含量高，会妨碍铁质吸收，经血量大的人要忌口五谷杂粮。

妇科炎症

造成炎症的原因大体有三类：

一、体质太寒，自体免疫系统弱。因为体寒，所以血流速度太慢，内脏得不到足够的氧气与养分，就会慢性衰退，久而久之免疫功能下降，也容易发生感染。

二、内裤阴干或不洁性行为这样的外部感染。

三、对蛋或牛肉过敏。

解决方法：

- 忌口寒性食物、冰品、生食、上火食物、蛋类制品。

- 认真吃优质蛋白质、喝姜汁与鸡汤。
- 牛肉容易引发上火反应、口臭，也容易造成妇科炎症，要严格忌口。
- 认真喝水不憋尿。
- 适度补充蔓越莓干也有助于女性泌尿系统的健康。

多囊卵巢综合征

如果经期固定往后延，超过 32 天，且身体还在持续发胖，那就可能是多囊卵巢综合征。

这跟上肝火有直接的关系，跟情绪也有非常大的关系。如果生活作息不正常，长期瘦身不吃油，或者优质蛋白质摄取不足，就会导致多囊卵巢综合征，结果也是越减越胖。

除非胆固醇、甘油三酯高，否则一定要摄入足够的油脂。烫青菜的时候可以淋 10 毫升大豆色拉油，再加点姜汁酱油调味；晚上用橄榄油炒一下根茎类蔬菜。脂肪均衡的时候，内分泌系统也会比较平衡。

除了上火食物和寒性食物外，多囊卵巢综合征患者还需要特别忌口蛋类制品、海鲜，以及高胆固醇及锌硒含量高的食物。

· 蛋类 ·

鸡蛋、鹌鹑蛋、鸭蛋、皮蛋、咸蛋、铁蛋
蛋糕、蛋卷、蛋饼、泡芙、布丁、茶碗蒸、美奶滋、铜锣烧、牛轧糖、蛋黄酥、蛋蜜汁、凤梨酥及其他含蛋的饼干、面包等西点类
捞面、黄色拉面、意大利千层面等

· 海鲜 ·

虾、蟹、蛤蜊、牡蛎、蚵、干贝、九孔、鲍鱼、西施舌、蚬、螺类等
章鱼、小卷、乌贼、花枝、鱿鱼、海蜇皮等

· 锌硒含量高的食物 ·

海鲜类	蛤蜊、牡蛎、淡菜、扇贝、章鱼、海参、鲍鱼和鱼类
肉类	羊肉、内脏类
淀粉类	糙米、荞麦、燕麦、黑米
蔬果类	蘑菇、杏鲍菇、香菇、南瓜、海带、紫菜、松子等

卵巢早衰

医学上定义卵巢早衰，必须符合三个条件：脑下垂体和激素异常；停经半年以上；小于 40 岁。卵巢早衰的初期会有经血量减少、经期变短、月经不规律、闭经、不正常排卵、更年期症状提早出现等情况。

引发卵巢早衰的原因主要有三方面：一是压力；是晚睡；三是常吃上火食物或者不当减肥造成激素失调。还有一些人是因为久坐、穿紧身裤，骨盆腔血液循环不畅，以致卵巢得不到血液里足够的营养和氧气，从而引起卵巢早衰。

妇科肿瘤

容易引发妇科肿瘤的食物有：蛋类、奶类、黄豆类制品及竹笋类。

有子宫肌瘤的人也尽量避免吃鱼，如果特别想吃，建议把鱼肉改到中午吃，并且要少量摄入。现在很多养殖业者为了增加产量，一个池塘养了上万条鱼，不让它们生病，又要将它们养肥养大，就必须投药。喂药是要让鱼长大一点卖相好。这些鱼在市场上都很便宜，但是吃起来土味很重。

海鱼这一类问题比较少，但大型远洋鱼类如鲔鱼等，可能因为食物链而有重金属汞污染，必须小心。

山药对妇科问题也有影响。

如果有做妇科肿瘤手术，手术前和手术后的一个月，制何首乌鸡汤的参须要去掉；姜汁则要在手术前一周停用。需要忌口的食物严格忌口。另外，记得手术后多休息，半年内不要提重物哟！

· 妇科问题忌口 ·

蛋类、鱼类、竹笋类、黄豆类、奶类、山药、蜂王浆、月见草油、大豆异黄酮、上肝火食物、寒性食物等
经血量大要忌口五谷杂粮
*请永远记得：寒性食物（包括生食、冰品）、上火食物是女人美丽的大敌。

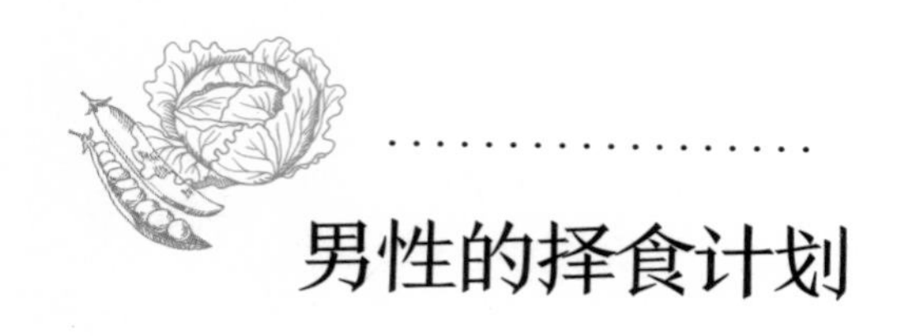

男性的择食计划

就像女人终其一生受到女性激素牵引一样，男人也有属于自己的身体健康问题。这些男性独有的身体议题，包括：啤酒肚、前列腺问题、性功能障碍等。一般而言，择食的原则是不分年龄、男女通用的，但是在这一节，我会针对一些男性的特殊问题来告诉大家择食能帮忙的方法。

不管多少岁，性功能都是男人心中最隐秘的关心点。

我听过很多的说法，是说看男人的手指长度，或是看鼻子大小，就可以知道男人的性能力如何之类的，但只要懂得生理上的“天理循环”，就一定知道，男人只要腰线开始变粗、变凸，就是一个很清楚的信息了。那些手指、鼻子之类的传说我不知道是真是假，但看一个男人的腰，绝对是可以保证有效判断的。

当男人的腰线开始走样，代表着身体里肝火旺盛，请先记住这一点：**对男人来说，一切的身体状况都与肝火过旺有关。**

前面已经反复说过导致肝火的原因，当我们在饮食方面的摄取失当，总是吃高温油炸、高温烧烤、炭烤、高温烘焙、高温快炒、爆炒之类的食物，就是上肝火的主要元凶，总是只能外食的朋友一定要特别注意，因为小吃店或餐厅的食物，多半都是用容易上肝火的方式料理的，连大家常常当作早点的面包，其实也是经过高温烘焙的。

我知道对广大的上班族来说，要大家别外食，多数都会叫苦连天，我只想提醒大家一件事情，你每天辛苦地工作为的究竟是什么？你真的不愿意多花一点点时间给自己，让自己吃得安心，同时带给为你辛苦工作的身体好的回报吗？更何况现在的食品安全风暴不断，看起来正常无比的菜肴或食物，里面到底有什么添加物？会如何残害身体？恐怕真的只有天知道了。所以，如果能自己开火，就尽量自己动手吧，少在外用餐一次，就是多增加了让身体更健康的机会，毕竟，那么辛苦地工作，就是为了拥有更好的生活质量。如果失去了健康，拥有再多的金钱，生活质量也不可能好得起来吧？

然而，避开饮食方面的肝火陷阱，也只是解决了中医理论中的外火问题，还有内火需要处理。内火，简单来说就是情绪与压力。

现代人压力大，已经是常态了，如果没有找到适当的抒发、宣泄渠道，这些坏情绪与压力，就会造成身体的负担，别忘了生理与心理是一体两面，是彼此关联，会相互影响的。许多人选择看电视、吃零食、通宵唱歌、喝酒来作为排解压力的方式，但这些只是通过短暂的欢愉来麻痹自己，暂时忘掉压力与烦恼，并没有实际解决问题，而且这些方式，也会对体质带来不好的影响。所以慎选自己的喜好，让健康的喜好帮你抒发压力，比如，接触大自然。我们的身体本就与大自然的运行息息相关，当天气晴朗时，从大自然中吸取好的能量，就是解决压力非常好的方法。

从男性身体的构造来说，32 岁就已经是身体体能的高峰了，如果你能够让高峰期拉长，走下坡的速度就会变慢，如果男人可以从 20 岁开始择食，那么到了 50 岁的时候一定还能够拥有 30 岁的体能。

男性饮食还有一点特别容易被忽略的，就是**胶质摄取**。

很多人以为男性不需要胶质，但比起女人需要胶质维持皮肤弹性的主要诉求，胶质对男人的重要性，更甚于此，因为它和性功能息息相关。

女人对胶质摄取的追求非常积极，不管是啃鸡爪，还是选择各种富含胶质的食物，但是，男人啃鸡爪的画面，却是相当罕见的。

我私底下问了几个男性朋友，得到的回应是："要我啃鸡爪摄取胶质，也太娘了吧！"但是，当我说："主要组成是海绵体的阴茎，勃起的过程中，胶质使其充血过程快速而坚挺！所以男人是很需要胶质的！"男生的脸上都会闪过一丝"你怎么不早说？"的复杂表情。

所以，男性朋友请牢牢记住两点：避免上肝火、补充胶质。

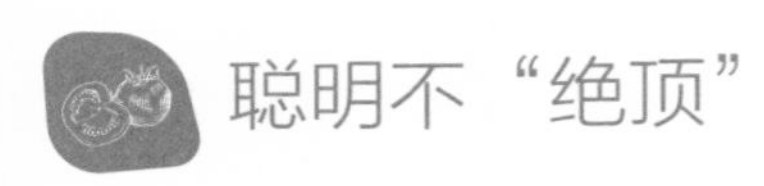

聪明不“绝顶”

关键词

忌口蛋类以及任何会上火的食物、少吃硒含量高的食物

脱发应该是男人和女人共同的梦魇了。任你如何美貌，发际线一旦后移，马上变老变油腻。发量勉强撑得住的时候，还可以通过适当的发型来遮掩一下。再不然，现在有很逼真的发片，戴上去看起来还真的就像是长在自己头上的头发。很多明星的街拍照也有发片透出。等掉到怎么都遮不住裸露的头皮时，可能就需要借助假发。有的男性索性剃个大光头。不过，脱发是身体发出的警讯，如果只做外观上的努力，而不解决身体本身的问题，也是本末倒置的。

曾经有位前来咨询的学生，头顶都快秃了，他把这当作遗传问题，所以从来都是无可奈何地视为宿命,但是在咨询过程中,我替他找出了可以改善的方向。

我问他:“你确定是遗传因素吗?”

他回答:“对啊,我爸爸,我弟弟都是这样,我们家的男人都一样。”

我不死心地问他:“到医院确诊过了吗?”

他说:“这很明显是遗传啊,不必看医生也知道的。”

于是我开始追问他家里的饮食状况:

“家里餐桌上是不是常有蛋类料理,卤蛋、炒蛋、菜圃蛋等?

“妈妈是不是很喜欢做大火快炒的料理?或是你也喜欢和朋友到热炒店吃饭?

“是不是常常吃卤肉或油炸的东西?

“头皮是不是有容易出油的状况?

“还没开始出现秃头的征兆时,会不会常常有头皮屑、头皮痒的困扰?”

一连几个问题之后,他瞪大眼睛,很惊讶地看着我,说好像我在他家装了监控一样,并且频频点头。

其实,暂且不论秃头的成因,大家最容易忽略的就是,头皮也是皮肤的一部分。大部分的人都有对鸡蛋过敏的反应,头皮的过敏反应,常常会是头皮出油,一旦出油,便会阻塞住毛囊,时间一久,毛囊就会被破坏、萎缩,最终,再也无法恢复,头发开始越来越细之后,就开始掉头发了。

男性秃顶,有可能是遗传,也有可能是家族饮食习惯造成的,如果是后者,可以经由改变饮食习惯来改变它。如果发质本来蛮粗的，但是某天开始越来越细，越来越容易出油，头皮痒，甚至莫名耳朵痒，身体出现毛囊角质化，第一个要看他是不是常常吃蛋类制品，要严格忌口。另外不能吃到上火食物。男性睾酮含量高的食物要忌口。

除了蛋类制品所引起的过敏之外，上火的料理方式——大火快炒，以及会让身体上火的食物，也会造成头皮异常出油。结果就是三千烦恼丝，再也不需要你烦恼地离你远去了。所以忌口蛋类制品、会上火的食物，不用会上火的料理方式，是最高准则。

如果，你平常的饮食很少摄取蛋类制品，或是也很少接触上火的食物，那么，就得请你求助于专业的医生了。很有可能是雄性激素过度旺盛，睾酮含量太高而导致。

如果属于雄性秃，则要忌口锌硒含量高的食物。

· 含锌硒量高的食物（脱发、睾酮过高、多囊卵巢综合征忌口）·

海鲜类	蛤蜊、牡蛎、淡菜、扇贝、章鱼、海参、鲍鱼和鱼类
肉类	羊肉、内脏类
淀粉类	糙米、荞麦、燕麦、黑米
蔬果类	蘑菇、杏鲍菇、香菇、南瓜、海带、紫菜、松子等

其实，从秃头的情况也可以稍微判断出秃头的成因。地中海型的秃头，以及整体发量减少，日渐稀疏，多半是饮食中摄取了太多的蛋与上火食物，还有一种地中海型秃头的原因就是男性激素太高了。

俗称的山形秃，也就是发际线越来越往后，多半为激素异常所造成，这就得请教专业医生了。

还有一种秃头的情况，俗称“鬼剃头”，是与压力有关，自己留意压力的释放，头发就可以慢慢长出来了。

另外，要提醒头发还比较浓密的同学，别仗着自己年轻，头发很浓密，觉得不注意饮食也可以。如果天天吃上火的食物，你可能会比同龄人都要早掉发哟。

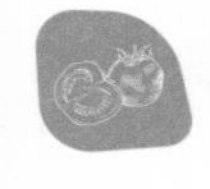

容易疲倦怎么办

关键词

摄取足量的优质蛋白质与淀粉、三餐饮食均衡，吃早餐、晚上 11 点以前上床睡觉

疲倦的问题，在中年男人身上非常常见。怎么样也爬不起来，上班没精神，永远看起来都像没睡饱。就算喝咖啡，提振精神的效果也只有很短的时间。

其实，疲倦的道理很简单，关键在于血液里负责输送氧气的红细胞。现在把血管想象成一条自动前进的输送带，上面放着产品，尾端有负责装箱出货的工作人员，商店里也正等着这些商品。如果，这条输送带速度非常缓慢，一个小时只能提供 10 件商品，那么货架上一定也是只有几件商品而已，甚至还会发生让消费者买不到的状况。如果输送带的速度快一点，一个小时可以输送 60 件商品，货源充足，可以充分满足各方的需求，那么商店整体看起来也会兴旺有活力。

人体的血液输送系统也是如此，血流慢，氧气送到心脏的时间变长，身体就会缺氧，所以老是觉得自己睡不饱，很是疲倦。但是为什么，血流速度会变慢呢？与心脏无力有关。

心脏是人体内重要的器官，它需要倚靠完整的营养来运作，其中蛋白质与淀粉更是重要。一天的饮食中，蛋白质和淀粉的摄取量不足，心脏就没有足够的能量可以用力地将含氧的血液送到全身，当然，带着氧气跑的红细胞也就无法完成任务了。

其实，我在咨询过程中发现，不只女人对淀粉有错误的想法，老觉得吃淀粉会胖，男人对蛋白质的重视程度，往往高过淀粉。其实，**淀粉除了可以让心脏强壮之外，对保持头脑的清晰也有很大的帮助。**

所以，三餐都要吃到淀粉哟。

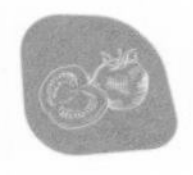

啤酒肚与脂肪肝

关键词

忌口上肝火食物、忌口所有使用氢化植物油和酥油的食物、忌口寒性食物、晚上 11 点以前上床睡觉

维尼熊大大的肚子很可爱，但是，男人有这样大大的肚子，应该没有人会说可爱吧！啤酒肚男人通常会摸着圆肚子说：“没办法啊，要陪客户吃饭，唯一的解决方法，只有换工作了！”

真的只能靠换工作来解决吗?

记得曾经咨询过的一位男性，我和他在应酬的问题上，有一番很有趣的对话。他就像大部分的男人一样，对应酬无法抗拒。也觉得一旦开始执行择食方法后，在应酬的场合一定会被嫌弃不礼貌，或是不给客户面子。

于是我问他：“这些应酬，都是客户主动提出的要求吗？

“吃饭的时候，你自己可以改喝白葡萄酒吗？

“让你招待大客户的餐厅，应该可以有空间让你对菜有要求吧？只要有一两道你自己可以吃的菜就可以了。

“招待客户的方法，应该不必千篇一律都是请吃饭和唱歌吧，招待客户到郊外走走也是可以的吗？”

他哑口无言。因为就算需要应酬、招待客户，一定也能同时兼顾身体健康的，说不定同时照顾客户的身体健康，还可以帮你签下更大笔的订单。

我的咨询案例中，也有不少男人是担任业务工作的。三五天就一个饭局，但是他们都在择食的过程中，让自己的啤酒肚“漏气”了，从而拥有了更精神的外表，还让他们的业绩表现更加亮眼呢！所以不要再一边摸着大肚腩，一边说没办法了。

30 岁以后，代谢功能开始低下。如果长期饮食状况不佳，总是外食，吃高温油炸、过度精致的美食，甚至有可能 25 岁就开始代谢低下了。你一定会渐渐发现自己的手掌不再温暖，疲倦、嘴破、口臭、失眠等症状一一出现。而一旦原本直顺的腰部线条开始往外突出，这就不仅仅是因为久坐或者没运动这么简单，更代表着肝脏分解脂肪的功能变差。所以，不要以为腰线失守只是小事，请将之视为有关身体健康的重要信息！

如果腰部曲线走样之初，没有好好正视这个信息，那发展下去的后果就是性能力的衰退。

啤酒肚和脂肪肝宛如黏腻的情侣，总是一起出现，虽然在医学上脂肪肝不一定只出现在肥胖的人身上，但是，有啤酒肚的人，85% 以上都有脂肪肝。所以请男人们不要再故意忽视健康检查上面脂肪肝的红字了。

从择食的角度来看，脂肪肝起因于肝火，而且是长期上肝火所造成。除了会引起上火的食物之外，吃进太多反式脂肪，也是主因。

反式脂肪是从哪里来的呢？油品遇到高温之后，会改变性质，转变成反式脂肪。但是，人类的身体无法分解反式脂肪，无法代谢，只好储存在体内，层层包裹住肝脏，时间一久就会影响肝脏的功能。

所以食品包装上，会要求标示反式脂肪的含量。但是，对餐厅或小吃店来说，无法标示就成了反式脂肪的最大漏洞，也成了外食族最大的饮食危机。

如果可以避开高温，比如说自己在家里开伙，我总是提倡用温锅冷油的料理方式来做菜，这样可以自己控制不用大火烹调，就能避免让油品变质。

因此，举凡各种高温烹调方式处理的料理，从今天开始都要认真避免，百元热炒店、总是大火爆炒的小吃店、街头巷尾的盐酥鸡、夜市的鸡排等。在讨论到油的来源是否让人安心之前，这种烹调方式，就已经足以对身体产生不好的影响了，因为每一口都是变质的脂肪，每一口美味都造就了脂肪肝的滋生。

除了饮食改善外，还可以加上适当运动，让自己的肝脏恢复良好功能。大家一定看过或听过这样的例子，某个脂肪肝的患者，借着运动，半年、一年之后，脂肪肝就消失了；所以若是你选择好的饮食方式，再加上运动，双管齐下，效果一定会更好。

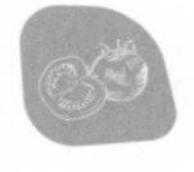

从肾虚到性能力变弱

关键词

不上肝火

男人最关心的话题，莫过于此了。

然而，要检视自己性能力的状况，光靠到医院做检查，确认所有指数都在正常范围之内，还不够。还要对性能力与身体健康的关系有所了解，才能更好地防患于未然。

男生开始发育的青春期，是性能力巅峰的时候。等到青春期过了，进入到二十几岁时，性欲与性冲动便会渐趋平稳。之后，随着年龄的增长，性的需求会越来越平稳。但是，如果并没有渐趋平稳，反而感觉自己回春，或是突然发现自己有不举等性功能的障碍，那就大事不妙了。

其实，不论勃起功能障碍，还是精子数量过少、质量不高等，从生理的角度来看，发生的原因都是相同的。原因是什么？男人们针对这个问题，有各式各样的回答。

“应该是年纪大了吧！”

“说不定是有段时间纵欲过度？”

“还是太常穿牛仔裤，把精子都闷死了？”

“太常自慰会造成这样的后果吗？”

但是，大家都忽略了真正可能的原因。从中医角度来看，男人性功能出现问题，原因只有一个：长期上肝火。对，还是它。

长期肝火过旺，会引发内分泌失调，而长期上火就会导致体液不足。其实，除了精液，眼睛里的泪液和口水都算是体液。关于性能力衰退，有一个重要的观察指标，就是勃起时分泌的透明液体（前列腺液）减少。许多男人都会忽略这件事，等到真正有明显的问题出现时，才开始震惊、紧张。

随着年龄的增长，性功能逐渐下降是正常现象，但它不是突然发生的，大概分以下三个阶段。

第一阶段：肾脏阴虚

性功能问题，大多是从肾脏阴虚开始的。

一开始身体的反应会是前列腺液体减少。前列腺液是射精前一阶段的分泌物的主要成分，含有蛋白分解酶和纤维蛋白分解酶，可帮助精子穿过重重屏障——子宫颈内的黏液屏障和卵细胞的透明带，使得精子和卵细胞能够顺利结合；前列腺内布满大量的神经网和神经末梢，因此是一个性敏感部位，能够激发性冲动和性兴奋，从而有利于性生活的和谐，当你的前列腺液体分泌减少，种种性功能包含润滑能力和精子的活跃程度都会受到影响。

肾脏阴虚之后，接着就容易出现阳强易举的状况。性欲会异常旺盛，几乎所有的男人，都会以为自己回到性能力的巅峰，以为自己回春了，年轻时候怎样都不会累的风光时期又出现了。高兴之余，完全没有想到，自己的身体正在走下坡。如果说前列腺液体减少是警告，那么阳强易举就是正式衰败的开始。

每次在咨询过程中解释到这个部分，男人总是聚精会神，同时也一脸忧郁。因为，原本以为是好的现象，却被我硬生生泼了盆冷水。但是，只要发现了问题，随时调整，就有机会让身体回到最好的状态。这个时期，最忌讳的就是顺从欲望，纵欲过度。所以，最多 3 天一次性行为。

此阶段的挽回办法：

当发现自己出现第一阶段肾脏阴虚的状况时，就要马上开始认真择食，严格忌口寒性食物以及任何会上火的食物，一口都不能吃，补充够优质蛋白质，本书后面讲到的汤品也可以喝起来。

第二阶段：肾脏阳虚

经过了回春假象的阶段之后，如果还没有采取行动进行补救，就会开始进入肾脏阳虚的阶段。这时候男人会开始发现，变少的不只是前列腺液，就连精液也减少了，而且浓度也会降低，精液变得既稀薄又稀少，还会有射精后腰酸或第二天爬不起来的状况。然后最可怕的事情就要出现了，力不从心不再只是别人的故事，勃起时不像以往那样坚挺，持久度也大不如前。

这时候身体的其他地方也会开始有状况。此时，会觉得身体燥热，让人更想要喝冰饮或啤酒。但是这些冰饮一下肚，便加速了体质的改变。

身体会变得超级怕冷，甚至开始想要多喝热的，这就是所谓的喜暖畏寒。免疫系统会变差，人变得容易感冒，精神不济，懒洋洋的，有的人还会拉肚子。这个时候如果还不警觉，接着就会进入阴阳两虚的阶段。

此阶段的挽回办法：

除了继续忌口、补充优质蛋白质之外，还需要补充胶质。是的，补充胶质非常关键！但如果你有痛风或胆固醇过高的话就不能靠鸡爪、猪皮补充，可改成用海参。

姜汁和鸡汤一定要认真喝。早上喝下之后，身体立刻就会暖起来，就像是一个重新启动的发电机一样。

本书后半部分的药膳食谱，也记得纳入三餐之中。我所使用到的食材，都具有滋阴补阳的功能。南瓜是保养前列腺的大功臣；麦冬、玉竹滋阴；枸杞子更是大家熟悉的补肾效果很好的药材；天麻能够促进气血循环；苁蓉则有补阳的作用。到处都买得到的香菇含有锌，对男人来说也是很好的营养素，不可或缺。

而这些食材，大部分女人也都可以摄取，所以夫妻俩可以一起研究一起调养。

第三阶段：阴阳两虚

到了这个阶段，所有和性功能障碍有关的字眼，全都会派上用场了：早泄、勃起障碍、阳痿……我想没有男人愿意自己走到这个地步。

Choosing the Right Food

人类所能犯的最大的错误就是拿健康来换取其他身外之物！

——叔本华

健身族的择食计划：吃对了，更精瘦

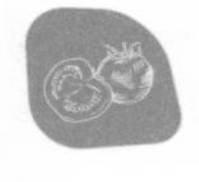

拼命运动未必健康

对大部分人来说，提到让自己身体强壮，首先出现的念头就是运动。但是，对于体质已经变差的身体，运动方式要根据自己的各种条件与状况去挑选，并不是把自己累得半死，流了很多汗，就一定有好处。

很多运动员退役之后，身材迅速走样，究其因，当他还是运动选手的时候，运动量过大，却可能因为没有同时补充足够身体所需的养分来支撑他的运动量，以致消耗了本身的元气，因此一旦停止运动之后，身体就开始慢慢发胖。

以运动员为例，是想向大家说明，运动量并不是越大越好。

一直以来，不论是媒体还是专业人士，都不断地在强调，要瘦得健康、瘦得漂亮，就一定要运动。这个论点基本上没有错误，但是，运动的质与量，有没有超过身体的负荷，却是少有人留意的。即便有讨论，也多半是针对一般的状况做出提醒和建议，或是针对运动的类型，归纳出注意事项和运动方法，用简单的几句话就带过，却忽略了做运动的人的个人健康问题和状态。

以现在流行的脚踏车和跑步来说。运动过程中，容易耗损的是膝关节和脚踝的软骨组织。如果自己的基础代谢率是差的，又有水肿问题，表示连气血循环都不好，这种情况下去骑脚踏车锻炼，或是开始跑步，对身体反而是一种伤害。

如果你没有及时补充均衡且充足的营养，运动过程中耗损的软骨组织，就没有足够的养分可以再生。而你运动得越多，损耗也就越大。长期下来，很容易让人提早出现退化性关节炎，或是越来越容易发生运动伤害。

但是，运动本身并没有不好，问题是这项运动不适合你现在的身体状况。

因此，每一个人在运动的时候，要做的第一件事情，不是去买装备，不是去找资料，不是去找运动伙伴，而是要了解自己的体质，选择适合自己的运动方式。

对于刚开始运动的人，平地快走是我最推荐的运动方式。

饭后40～60分钟，找空气质量好的地方，先慢走5分钟，身体微微发热之后，平地快走15～20分钟，再慢走5分钟。不能有坡度，步伐拉大，双手前后或左右大幅度摆动。但是要特别注意，一周3～4次才会有效果哟！

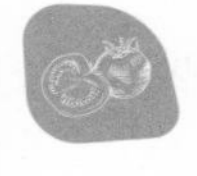

健身前后的优质蛋白质和淀粉补充

我们从小就知道运动的种种好处，可是因为年轻、懒、忙，以及其他缘由，坚持运动的人并不多。大部分人都要到 30 岁之后，感受到身材和健康的每况愈下，才能决心运动。

很多上班族白天没时间，会选择下班后运动，其实不建议啦。

太阳下山后，身体正常细胞的活动会开始减慢，因为它们要准备休息了，这是大自然的规律。运动会用到很多肌肉能量，本来已经准备休息的细胞被你强迫去工作，长此以往正气会被损耗。

建议运动时间是：吃完早餐后一个小时，以及中午或下午。

上班族如果早上时间紧张，可以选择在中午。

运动前一个小时，吃一点优质蛋白质（如一到两块去皮炸鸡）、一点淀粉（如一小片面包或者一小条地瓜）。

如果做力量训练，我会建议提前一小时吃羊肉，因为其中富含的左旋肉碱能让我们的肌肉有耐力和爆发力，也能帮我们增强燃脂能力。

健身日的优质蛋白质摄取量要比平常多出大概 40 克生肉（以纯的蛋白质来说，大概是 8 克左右）。根据你的运动时间分配就好。

如果你想增肌，那力量训练后的 15 ~ 30 分钟之内要补充蛋白质和淀粉。

可以买肉夹馍的馍，里面加一点符合择食要求的优质蛋白质（现成肉夹馍里的肉都煮了很久，已经不是优质蛋白质了）。或者还可以选择去酱的板烧鸡腿堡。

能吃肉当然是最好的。但有些人选择早餐之后运动，建议至少早餐一个小时后再运动。

我一般运动完之后会吃一块地瓜条或几片邱品的姜汁黄糖玉米饼，喝一瓶优乐乳。如果喝优乐乳会胀气，那还是建议吃肉，现在有很多健身吃的鸡胸肉产品可供选择，尽量挑选不含上火调料的产品，或者下一餐的正餐再去补充。不过寒性体质的人不要用地瓜代替淀粉，补充淀粉可以吃邱品的鸡内金橘皮八珍糕、红豆茯苓莲子汤等。

千万不要觉得不吃瘦得更快。高强度的训练会造成肌肉组织损伤，如果运动后不及时补充蛋白质，身体的肌肉就会流失；而及时补充优质蛋白质，可以在防止肌肉组织被破坏的同时促进蛋白质合成，从而更好地达到增肌效果。

如果你并不是要塑造体形或者练肌肉，而只是想温和运动的话，找空气好一点的地方，平地快走就可以了。

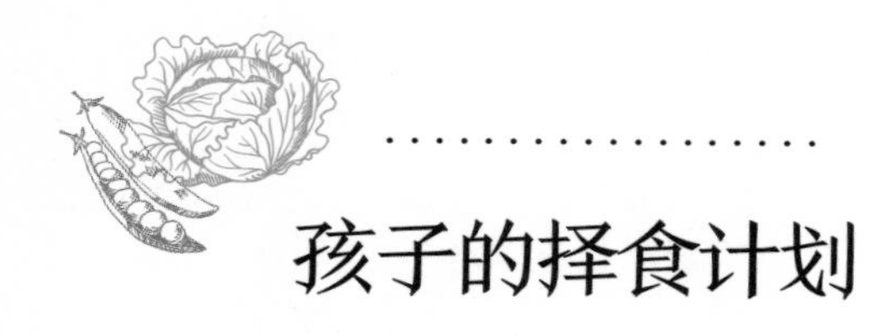

孩子的择食计划

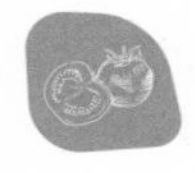

择食宝宝辅食添加

1. 0～6个月 母乳阶段

母乳至少要喂六个月，最好可以喂到一岁。

母乳不够时，可以搭配母乳使用配方奶；喝配方奶出现拉肚子、便秘或胀气等问题时，可改用水解奶粉。

2. 第7个月 加入米糊

为了让宝宝接受米糊的口感，把宝宝一餐喝的奶量分成5等份，慢慢增加米糊的分量，每隔三天换一次比例，试半个月。

例如：1份米糊配4份奶→2份米糊配3份奶→3份米糊配2份奶→4份米糊配1份奶，每隔三天按此顺序更换比例。

宝宝适应之后就可以一顿米糊一顿奶了。

3. 第 8 个月 尝试蔬菜

可以喂食米糊 + 母乳（蛋白质与脂肪）、米糊 + 一种蔬菜泥（蔬菜可选择根茎类如莲子，或是蛋白质含量高的御豆、坚果，打碎）。

先试根茎花果类蔬菜，一种菜至少食用一周，观察宝宝有没有过敏反应，安定程度有没有变化，有没有胀气等不舒服的状况。

若连试三天宝宝都不吃，或吃得少，就先暂停。宝宝现在不喜欢吃这种食物，不代表他以后也不喜欢吃。

蔬菜的量，可以先试试成人一半的分量，最多吃到和成人一样的量。

4. 9 ~ 10 个月 可以开始吃肉

要等宝宝长牙才能吃肉。这个时期可以煮清蔬休养鸡汤，但是不要放鸡爪。鸡汤煮好后，去油不加菜，给宝宝煮粥。

一餐粥加菜泥（选宝宝曾吃过的安全的菜，也可以开始尝试叶菜类）、一餐粥加肉（要白色的肉，如鳕鱼）、一餐粥加猪绞肉（菜市场买猪绞肉请摊贩至少打三次至呈肉泥状）。

一次一种蛋白质就好，分开摄取；菜和肉要分开，才能观察宝宝对肉的反应，如果菜和肉混在一起喂，有状况时会难以找到确切原因。10 个月以后才可以混在一起吃及更换菜色。

至于每次喂多少肉，要看宝宝的胃口，一天 20 ~ 40 克都可以。因为每个宝宝消化能力不同，要观察宝宝排便，如果便便较稀或便秘表示消化能力较差，要再做调整。

5. 第 11 个月

可以吃水饺（有肉有菜有淀粉），面条类要切碎切断。

可吃的餐食例如：

- 蔬菜粥 + 绞肉（鱼肉）
- 马铃薯肉饼 + 淀粉
- 豌豆肉饼 + 淀粉
- 胡萝卜肉饼 + 淀粉
- 香菇肉臊拌乌冬面

6. 一岁

可以跟着大人一样吃择食餐，试 1 ～ 2 种菜去观察，看宝宝对食物的反应。

宝宝身高 120 厘米以下时，一天一种蛋白质，最多 40 克，分三餐吃。

7. 一岁后

甜味的东西、较甜的水果建议一岁后或一岁半后再吃。

一岁半以后才可调味（是的，前面列举的那些水饺、拌面连盐都不能放哟）。因为一岁半以前宝宝的内脏功能尚未发育成熟，而且太早调味宝宝会容易挑嘴。

一岁半后加入水果，按照大人的择食方法吃，但不一定要每天喝择食鸡汤，如果要喝，以清蔬休养鸡汤为主，一周 2 ～ 3 次。

面包、贝果等发物，等宝宝一岁后肠道发育好后再吃。

如果妈妈孕期、哺乳期认真忌口了蛋类，那么宝宝一岁半后可以尝试一周吃 1 ～ 2 次蛋制品，观察是否有过敏反应，如胀气、拉肚子、羊屎便、皮肤过敏、容易哭闹等。可以选择水煮蛋，但量别太多。也可以两岁后再开始试着吃。

身高超过 120 厘米就可以按照公式摄入相应的蛋白质了。

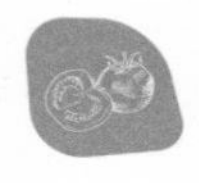

妈妈认为营养的食物，可能正是导致宝宝过敏的元凶

曾经看到过这样一个案例，孩子经常流鼻涕、打喷嚏，家长一开始以为是感冒了，过几天孩子突然呼吸急促喘不过气，去医院检查才发现原来是过敏性鼻炎。

过敏其实是非常值得大家重视预防，但往往又很少被提前重视的问题。很多人以为，皮肤出了疹子才算过敏，其实过敏还有很多隐性的症状，如果不熟悉，就可能误判病症，甚至发生严重后果。

过敏也挑人，寒性体质的宝宝易过敏

体质变寒，新陈代谢下降，身体便无法快速得到营养。内脏功能会因此变弱，进而导致消化变慢、免疫系统变差，就容易没胃口、感冒、过敏。

体质太寒的形成原因多半与饮食习惯有关，对照以下表格检视，不要给宝宝吃到寒性食物。

· 寒性食物 ·	
蔬菜	大白菜、小白菜、大黄瓜、小黄瓜、苦瓜、丝瓜、瓢瓜、冬瓜、芥菜、雪里蕻、地瓜叶、白萝卜、秋葵、苜蓿芽
美食	生菜沙拉、生鱼片等生食及冰品
下午 4 点后不要吃叶菜类、莲藕等根茎水生类以及水果	

有些家长也会用蔬菜或水果煮水给小朋友喝，蔬菜、水果属性偏寒，煮水也是一样，而且水果的果糖煮出来的水给小朋友喝也是不好的。

常见的鼻炎、皮肤过敏，这些食物都是元凶

除了体质太寒的缘故外，也有很多是食物引起的过敏情况。

如果宝宝有过敏性鼻炎，最好避开这些食物：葱、四季豆、柑橘类水果（橘子、橙子、柠檬、金橘、红心葡萄柚、柚子）等。

可以引起皮肤过敏的食物就更多了，举凡蛋类制品、奶类制品、贝壳类海鲜、甲壳类海鲜、芋头、玉米、玉米笋、茄科食物（茄子、西红柿、青椒、甜椒、辣椒）、南瓜、五谷杂粮等等，都可能引起皮肤过敏。如果这些都忌口了皮肤过敏还是没有改善，那么就连菇类的食物也要忌口。

平时要注意记录宝宝的饮食，并观察宝宝的反应，从中找到变应原。记住哟，呕吐、腹胀腹泻、流鼻涕等也都可能与食物过敏有关。

皮肤过敏还有可能跟上肝火有关

肝火旺盛，会导致肝脏解毒功能变差，因此要特别注意不要让宝宝吃到上肝火的食物。并且，不要让宝宝晚睡。

· 上肝火食物 ·

烹调方式	高温油炸、高温烧烤、炭烤、高温快炒、爆炒方式烹调的食物
美食	沙茶、咖喱、红葱头、红葱酥、麻油、姜母鸭、麻油鸡、羊肉炉、山药炖排骨、麻辣食品、香油，以及化学食品添加物
高温烘焙的坚果	芝麻、花生、杏仁、核桃、开心果、南瓜子、葵花子、蚕豆、腰果、松子、夏威夷果仁、米浆（含花生）等
水果	荔枝、龙眼、榴梿、樱桃等
饮品	咖啡、市售黑糖姜母茶（黑糖和不去皮的老姜都会上火）等

预防宝宝过敏，最好从孕期开始。妈妈孕期体质偏寒，宝宝过敏的可能性就高。所以，请妈妈们先把自己的体质调理好。

- 不吃上火食物和寒性食物，这是最基本的要求。
- 孕期认真摄取优质蛋白质，食物的烹调时间不超过 15 分钟。如果本身有妇科肿瘤，请忌口鱼、山药和黄豆类制品；对蛋类奶类制品过敏的，也要忌口。
- 晚上 11 点以前要睡着，注意疏导负面情绪，认真补充含钙食物及柠檬酸钙片，这样宝宝出生后，半夜哭闹的概率也会降低。

虽然孕期调得比较好的宝宝已经赢在起跑线上，但宝宝出生后家长也不能掉以轻心。在喂养宝宝方面，要把握两点。

1. 最好坚持母乳喂养至一岁

宝宝出生后，至少要母乳喂养 6 个月，最好可以喂到一岁。

过早添加配方奶会破坏宝宝的免疫系统，因为宝宝刚出生时肠道内的正常菌群还没有建立，此时添加配方奶粉属于异性蛋白，而肠道内还没有产生消化这种异性蛋白的酶，此时，肠道就可能将这种异性蛋白视为“异己”成分，产生过激反应，导致宝宝产生拉肚子或便秘等过敏反应。

母乳实在不够的情况下，可以喂食低致敏性的部分水解蛋白婴儿配方奶粉。

2. 不能过早添加辅食

一岁前宝宝肠道发育不成熟，即使母乳不够，也起码等到六个月后再添加辅食。母乳足够的至少八个月后再开始添加辅食，但妈妈要非常注意营养均衡和忌口。

辅食添加注意：

★ 一次吃一种，先从米糊开始，然后再试根茎类蔬菜，花果类蔬菜。

★ 一种测试一周，看宝宝有无皮肤过敏、胀气、排便不顺等状况，有状况就赶快停。

★ 水果最快也要一岁后再吃，一次挑一种。

★ 牛奶、大虾、鸡蛋、海鲜等异性蛋白食物都尽量避免过早给孩子食用。

> 蛋类最快也要一岁半以后再吃。
> ★两岁前的宝宝不建议吃蜂蜜。因为蜂蜜较寒，且蜂蜜直接采蜜之后没有被加热杀菌过，本身含菌量比较多。成人的肠胃是成熟的，胃酸可以杀菌，但一般也是不建议吃蜂蜜的。

对成年人来说，姜汁是预防过敏的重要一环，但是婴幼儿肠胃发育不成熟，姜的刺激性又比较大，所以宝宝体质没有太寒的话，是不需要喝姜汁的；如果有体寒的情况，只要还在喝母乳的，可以让妈妈喝姜汁，这样宝宝就能经由妈妈的乳汁吸取到温暖。

如果妈妈孕期认真调理了的话，宝宝也是不需要喝姜汁的。

五六岁的儿童如果有体寒、过敏，或者感冒，就可以喝姜汁了。减量到 5 毫升姜汁加 100 毫升温开水和适量黄砂糖，早餐后喝。

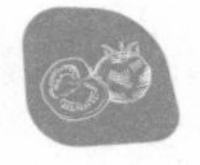

孩子怎么吃，可以避免过胖或过瘦

家长总是以孩子胖乎乎为美事，尤其是祖父母辈，觉得谁家孩子胖，便是家长称职。事实却是儿童如果过于肥胖，不仅对其当前的身体发育造成影响，而且将会延续至成年以后，导致心脑血管和糖尿病等疾病的发病风险增加。

现在的孩子普遍乘车上下学，看视频时间增加，又经常吃垃圾食品、喝各种高糖分饮料，很容易体重超标。

有一种学说叫“健康与疾病的发育起源”，关注宫内发育及整个生命早期历程对健康的影响。这一学说认为，出生前和儿童期的环境因素，包括孕妇体形、孕期增重、代谢和内分泌状况、胎儿出生后早期的生长发育和养育环境等，都会影响胎儿和新生儿的生理功能，进而影响到儿童期、成年期发生慢性病的风险。

所以我们知道的很多成年人慢性病如高血压、高血脂，其病因都是从早期就开始累积的。过胖的儿童若不尽早控制体重，必然对健康形成严重威胁。

肥胖也容易出现心理和社交方面的问题，被人嘲弄、排挤，形成懦弱、消极、退缩的性格，严重者将会留下一辈子的阴影。

怎么吃才能避免小孩肥胖?

一是要避免他们吃有垃圾热量的零食或速食，比如薯片、炸薯条、爆米花、含糖的饮料、蛋糕、西点等，这些属于身体无法使用的热量，我们统称为垃圾热量。

二是吃对食物、吃对营养素，三餐营养要均衡。每餐有肉有菜有淀粉就对了。这样身体所需的六大营养素完整，身体的正常细胞会把吃进的食物当成身体动作所需的燃料。有些人会说吃肉吃淀粉会发胖，不是这样的！适量的淀粉并不会让人发胖，反而会让人有精神；肉类只要选择脂肪较少的部位，不仅能提供身体最需要的优质蛋白质，还不会让你发胖。

胖小孩想要吃到自然瘦，首先要忌口寒性和上火食物，拒绝垃圾热量的食物，三餐按择食标准来吃。

120 厘米以下的儿童每天吃 40 克优质蛋白质，早餐 16 克、午餐 16 克、晚餐 8 克。120 厘米以上的儿童每日所需的量就可以按照蛋白质公式计算。

蛋白质首选羊肉和猪肉，其次是鸡肉、鱼肉。不要用高温的烹调方式，建议温锅冷油中小火炒、水煮、蒸、低温烤。

对于豆蛋奶，如果小朋友没有相应的过敏反应，每周可以适量摄取 2 ~ 3 次。放到早餐里，经过一天的活动会比较好地代谢掉。

一定不要多吃，否则积累起来的量身体无法完全代谢掉的话，以后还是会引发过敏。

蛋类过敏症状：

易怒、脾气暴躁；失眠；脚气；唇干、脱皮；小腿皮肤干燥粗糙；羊屎便或排便不成形；大便臭、黏；痤疮；毛囊炎；小朋友过动；富贵手；口臭；耳鸣；耳朵痒；扁平疣；恍神、注意力不集中；头皮异常出油、头皮屑、头皮痒、掉发；心脏部位疼痛；肩颈僵硬酸痛；痔疮出血。

奶类及其加工制品过敏症状：

腹泻或便秘；羊屎便、有便意但太硬拉不出来；慢性胃炎；荨麻疹；早上起床口苦；脚气；毛囊炎；扁平疣；牙龈出血。

黄豆及其加工制品过敏症状：

浅眠多梦；难以入睡；早上起床口苦；胃食道逆流；胃闷、胃痛、胃炎；脚气；胀气；思考无法集中；情绪突然低落忧郁；痤疮；痛风、尿酸过高。

每天要喝够 1800 ~ 2000 毫升的水。

吃饭的时候要细嚼慢咽，每一口食物咀嚼 30 下以上，这样营养素容易被身体吸收；狼吞虎咽的话，不仅容易增加肠胃负担，还容易让肥肉找上门。

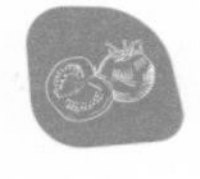

青春期后的长高、补钙、补充大脑营养等问题

经常有家长来问：我家孩子比同龄人矮一点怎么办?

其实，不用急着在儿童期的时候担心孩子的身高。儿童期长得比较高的，生长板提早闭合，青春期就不会再长了。

一般来讲，家长要开始注意饮食营养让孩子长高，是在青春期开始发育之后（青春期是指女生初次月经之后，男生初次梦遗之后）。

进入青春期后，不能熬夜，晚上最好 10 点前睡着，早睡早起，否则会影响生长激素的分泌。

第二就是摄取足够的优质蛋白质。计算公式以外，需额外摄取 40 克左右。

注意补充胶质，每周 2 ~ 3 次。

认真吃择食三餐，保证营养均衡，补充足够水分。

每周 3 次以上的运动，篮球、跳绳都可以，每次运动 30 分钟 ~ 1 小时。

正常健康的孩子不用特别补钙。早餐可以喝鸡汤，从汤中摄取液态钙。

如何给孩子健脑益智，也是家长非常关心的问题。这个问题并不复杂，大脑最需要的就是热量，淀粉吃够蛋白质吃够，再来就是吃香蕉。择食小零食“红枣夹核桃”，也可以给孩子吃。

另外就是提醒各位家长，7 岁以前尽量少让孩子接触电子屏，保护好眼睛。平常饮食中也可以适当补充些枸杞子。

老人的择食计划

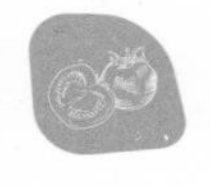

高血压、高血脂

在精致饮食与外食生活形态逐渐普遍的现在，“三高”往往是现代人身上的标准配备。

在过去，高血压是中老年人的疾病，现在却能轻易在年轻人身上发现。有位前来咨询的先生，工作能力和表现都非常优异，不到 40 岁就担任协理，但是他却和其他 50 岁、60 岁的协理一样，大肚子，脖子都快消失了，带着降压药上班、出差，秘书还得每天提醒他吃药。

若将他的人生倒带，仔细观察他的饮食习惯，我相信一定会看到，他摄取了过多的上肝火食物。和许多商界人士的晚宴，有着满桌精致的美食，续摊后的 KTV，啤酒、烈酒等，更别说每季的报告或结案时，熬夜更是家常便饭，咖啡、茶等刺激神经，能提神的饮品，不知道喝下了多少。

大量摄取这些上肝火食物的结果，就是肝脏负担过大，并且影响了胆固醇的代谢，同时也让肾脏无法正常制造血管放松酵素。

很多人一开始是在气温剧烈变化，情绪剧烈起伏后，血管确认收缩，无法正常放松，形成所谓的假性高血压，只要一放松就会没事，就连平常血压也非常正常。但是，长期如此，再加上肾脏越来越无法制造血管放松酵素，就会演变成无法挽回的现代人慢性病之一——高血压。

至于高血脂，也跟饮食有关。长期食用冰品、生食、寒性食物，摄取过多的劣质蛋白质都会让体质变寒、代谢变慢。再加上烹调方式习惯高温油炸、烧烤、炭烤、烘焙、快炒、爆炒等，都让过多的油脂跟随菜肴吃进肚子里。代谢变慢、血液循环变慢，加上内脏堆积过多的油脂，并且在血管壁里到处粘连，血管变得既窄又细，并且失去弹性，血液也变得浓稠无比。长此以往，生命就会因为这日积月累的习惯发生大转变。

对于二高，需要忌口以下食物：

寒性、上火、影响神经的食物，动物内脏。

含反式脂肪的食物、高脂肪和高热量的食物，卤肉、蹄髈、爌肉、高温油炸物、坚果类、奶酪。

劣质蛋白质、蛋类、奶类、甲壳类、贝壳类、软甲纲海鲜。

另外注意三餐定时定量，不暴饮暴食，也绝对不要吃夜宵。

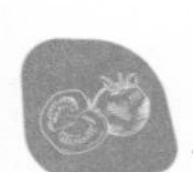

痛风、高尿酸

我认识一位受痛风困扰的男人，有一次在和他聊天时，他道出了痛风患者诸多的不方便。即便朋友都知道他有痛风，但是，聚餐时为了不破坏大家欢乐的气氛，他偶尔也会吃到些不该吃的食物。当发现的时候，只能不停地灌水，并且祈祷隔天不要发作。

那种刺骨的痛，真的是让人非常难以忍受。他开玩笑说："如果我因为这种痛苦可以变成像浩克（美国漫威漫画旗下超级英雄）那样的大英雄拯救世界的话，我还可以接受，但是现实只是一个躺在床上，什么也不能做的狗熊，只能乖乖吃药，忍着痛，静静等待身体循环，带走这些症状。"

在现代人慢性病的排行榜中，痛风排名居高不下，是不少人的困扰。

痛风起因于高尿酸。劣质蛋白质（也就是过度烹煮的肉类）、容易上肝火的食物、含有高嘌呤的食物，都是祸首。但是这些食物吃进身体里后，如果你有一个新陈代谢正常的身体，那么身体很快就能排出这些没有好处的营养素。偏偏大部分人的身体，都因为长期摄取错误的营养，变成寒性体质了。如此一来，就无法将这些废弃毒素排出，在身体里累积的结果，就形成痛风了。

痛风患者的饮食建议：

- 早餐前喝姜汁；鸡汤中鸡架改成猪大骨，不加鸡爪、猪蹄等胶质；注意补充膳食纤维含量高的食物，注意摄取足够的水分，三餐饮食均衡。
- 特别忌口：菇类（包含木耳、银耳、冬虫夏草）、酒类（尤其啤酒）、黄豆类、坚果类、动物内脏、蛋类、鸡皮、鸭皮、猪皮、白带鱼、鲳鱼、鱼卵、甲壳类、贝壳类、软甲纲海鲜、芦笋、竹笋。上肝火的食物及烹调方式更要严格忌口，如果你的痛风正在发作，只要吃上一口，就会让你痛不欲生。

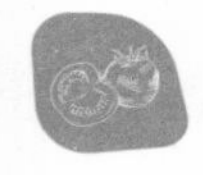

五脏保养

肝：

“五十岁，肝气始衰，肝叶始薄，胆汁始减，目始不明。”

关于肝的问题，前面已经反复说过很多次了。肝火的成因，一个是外火，即摄入上火食物；一个是内火，即熬夜和情绪压力。

检视自己或者家人有没有以下症状：

口臭、嘴容易破、口干舌燥、眼睛痒、长针眼、眼白偏黄眼珠混浊、易怒、暴躁、无名火、大便颜色深（正常是金黄色）、大便干硬、没有睡意的失眠。

如果有的话，就要注意降肝火：严格忌口会引起肝火的食物；调整作息，晚上 11 点前睡着；及时疏导情绪。

> **心：**
> “六十岁，心气始衰，苦忧悲，血气懈惰，故好卧。”

肝属木，木生火。心属火，所以肝气衰退后，下一个衰退的就是心气。

心有火是哪些症状呢?

面红热、舌尖红、五心烦热（手心、脚心、心口发热）、小便黄热，有灼热感，有可能健忘，如果心火大又憋尿，还要小心尿道炎。

天气太热容易起心火，有胃火的时候也容易引发心火。所以要严格忌口能引发胃火的食物，气温太高时避免在室外待太久，室内注意通风。

· 上胃火食物 ·

黄豆类	豆干、豆皮、豆腐、豆花、豆浆、黄豆芽、兰花干、素鸡、素肉、味噌、毛豆、纳豆、素火腿、黑豆、豆豉及黄豆蛋白制品
糯米类	麻糬、粽子、油饭、米糕、汤圆、饭团、紫米、糯米肠、猪血糕、草仔粿、红龟粿等
竹笋	笋丝、笋干等
奶制品	调味乳、酸奶相关产品、奶酪、冰激凌、炼乳、高蛋白牛奶制品、乳清蛋白等
过度甜食	蛋糕、饼干、面包等

* 五谷杂粮类也容易上胃火，已经有胃火症状或皮肤过敏的同学需要忌口小麦、大麦、燕麦、荞麦、黑麦、小麦胚芽、全麦面粉制品、糙米、胚芽米等。没有胃火症状的也不要多吃，一周最多吃 4 次。
* 如果已经有胃食管反流等症状，要注意忌口“发物”，如粥类，鸡、鸭，发酵类的包子、馒头、泡菜、西点等。
* 胃状况长期不好的人，肉类最好先只吃羊肉和猪肉，两条腿动物的肉请务必忌口一阵子。
* 破布子也是胃闷痛、胃溃疡的元凶。

护心小茶包：

莲子心 30 粒加淡竹叶半把，滚水冲一次闷 2 ~ 3 分钟倒掉，用滚水闷 10 分钟再喝，反复冲泡，连续喝 2 ~ 3 天。

脾：

“七十岁，脾气虚，皮肤枯。”

心属火，火生土。心气衰之后，土就不足了，对应的就是脾气虚。

“内伤脾胃，百病由生”，现代人工作压力大，情绪紧张焦虑，三餐又不定时，还经常吃到垃圾食品，所以基本都有脾胃不和、脾虚等问题。

脾胃互为表里，关系密切。脾火多为胃火引起，举凡口苦、牙龈肿痛、胃闷、胃胀痛、胃发炎、胀气、消化不良、容易紧张、焦虑等都是有胃火的症状，要特别注意忌口会上胃火的食物。吃东西不能太快，每一口嚼 30 下。

如果紧张焦虑的情绪压力很大，可以吃含钙的食物，补充柠檬酸钙。

· 含钙的食物 ·

蔬菜	绿豆、油菜、空心菜、圆白菜、苋菜、芥蓝
菌菇	干木耳、干香菇
坚果、药材	杏仁、红枣（偶尔吃）、莲子、榛果
水产	蛤蜊、海带和紫菜（甲状腺有问题的人不能吃）
保健品	可以吃柠檬酸钙来补充钙质，三餐饭后各一粒，1000 毫克的规格（假设规格为每粒纯钙含量 200 毫克）

肺：

“八十岁，肺气衰，魄离，故言善误。”

肺气的功能之一，就是帮助肾做水液运化，肺气一衰，全身的各种循环就会开始变差。

抽烟或者长期吸到二手烟、大火炒菜的烟的人，讲话太多的人，都容易有肺火。解决办法也是一一对应的。

戒烟，让自己避开二手烟，这自不必多说。

炒菜时不要用大火，建议温锅冷油中小火。一定要开抽油烟机，即使炒完了，也要持续开几分钟再关。

给喉咙休息的时间，补充滋阴润肺的食物。百合、银耳、莲子、莲藕（水生偏寒,不要多吃,下午4点后不要吃)、西洋参、麦冬、山药(妇科肿瘤不宜)、甘蔗、燕窝等。

养肺小饮

燕窝发好之后冷藏保存,早上热鸡汤的时候丢进去,煮2～3分钟;也可以跟西洋参红枣一起炖,燕窝是蛋白质,烹调时间控制在15分钟以内。

肾:

"九十岁,肾气焦,四藏经脉空虚。"

有肾火的典型症状是小便有泡泡且长久不散。肾火通常由肝火引起,或者是水分摄入过少。

对应的方法就是避免肝火;认真喝水——不是饮料,尤其不要喝含糖饮料!

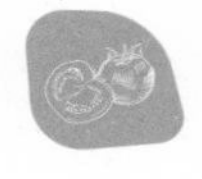

蛋白质摄取、记忆力减退、骨质疏松、老花眼等问题

蛋白质要不要减量

假如到了六十岁，身体机能、消化功能都还很好，那就先不用着急减蛋白质的摄入量。可是如果身体虚弱，或者肾脏功能衰退，首先要咨询医生，蛋白质的量要不要减，减多少。

身体明显老化之后，一天可以减掉 40 克肉。

但如果不只是体能衰退老化，还在生病，那就要咨询医生了。

记忆力减退和骨质疏松的关键预防：补钙

记忆力减退是正常的。人老了之后大脑细胞基本上不会再生。日常生活中要特别注意补钙。缺钙本身就会使记忆力减退、注意力变差。可以从上一节提到的含钙食物中补充钙质，也要注意适当补充柠檬酸钙，1000 毫克的规格，早中晚餐后各一粒。

骨质疏松重在预防，等确实疏松了再补就来不及了。不要晚睡，否则会大量流失钙质。运动会消耗大量的钙，需额外摄取一粒柠檬酸钙，也就是早中晚餐后以及睡前各吃一粒。

另外就是注意不要上火。内分泌失调的话钙质也会流失。尤其甲状腺功能亢进的人，很容易骨质疏松。

老年人还会比较关心血管。银杏有扩张微血管的作用，可以吃一点银杏萃取物，或者泡点银杏茶。但要注意，不宜过量。

而老花眼基本是不可逆的，四十五岁后开始补充叶黄素来护眼。如果常常看电脑，也可以早点开始吃。

最后说一下大家关注比较少的肌少症问题。人体骨骼肌肉会随着年龄减少，年过四十后，肌肉量会以每十年减少 8% 的速度流失。

而如果患有慢性病，也会引发肌少症。如果家里老人有室内平地行走困难、握力下降拧不干毛巾、坐下起不来、常跌倒、体重无端下降等问题，就要尽早去医院检查。

还要提醒大家，年轻时优质蛋白质吃够、钙质补够、坚持运动，避免年老后身体失能、生活品质下降。

附：什么情况下才需要用保健品

	症状	保健品
缺钙	难以入睡、浅眠多梦，睡到半夜脚抽筋，半夜醒来难再入睡，注意力不集中，焦虑不安，不耐烦，怕吵，经常便秘或腹泻，颈部僵硬、酸痛	补充柠檬酸钙。1000 毫克的规格，早中晚餐后和睡前各一颗
心脏无力	嘴馋，饿或累的时候不耐烦，气虚、讲话久了容易累、爬楼梯喘，早上容易赖床，没有便意或有便意但便不出来，心闷，心律不齐，容易生闷气，容易担心	辅酶素 Q10，早餐后吃一颗，100 毫克的规格。以下情况不建议吃：经期经血量大的人在经期前一周及经期；孕期；月子期有出血倾向或出血疾病的人；在吃降血压药物，降胆固醇药物，降甘油三酯药物的人。凝血功能不好的人，心脏辅酶和海豹油，只能先选择一种服用。服用三个月停三个月
寒性体质	手脚冰冷，鼻子过敏，皮肤过敏，排便松散或不成形，频尿、夜尿，流眼泪、腰酸、分泌物多，容易得妇科疾病，痛经	吃海豹油，1000 毫克的规格。以下情况不建议吃：经期经血量大的人在经期前一周及经期；孕期；月子期有出血倾向或出血疾病的人；在吃降血压药物，降胆固醇药物，降甘油三酯药物的人；对海豹油过敏的人。如果跟柠檬酸钙同一天服用，建议间隔 2 小时以上。服用三个月停一个月，寒性体质改善后服用三个月停三个月

附：案例点评——吃对三餐，改善三高和糖尿病

“别人可以做到，我一定也能做到！”这是非常好的一种正面激励自己的想法，这也是每本书中我们都要放入真人实例的原因。这些跟大家一样的普通人同样要上班、有家庭要照顾，择食需要忌口的可能也正好都是他们曾经爱吃的食物。但他们想方设法开始择食，并在之后得到健康上的莫大好处，也因此才会愿意跟大家分享这样的经验。

所有的生活习惯都是日积月累养成的，“坏习惯”如何养成，择食的习惯也可以这样养成。比如，你只需要把早上起床泡咖啡、喝咖啡改成喝热汤、吃对身体好的食物。第一天也许你会觉得麻烦又别扭，第二天你就会找到比较聪明的方式，第三天开始你会觉得这样其实也不赖……直到你的身体有感受，觉得精神比较好、身体变轻盈、思路变清晰，你的习惯已经养成。

如果一开始你懒得煮鸡汤、做姜汁，那么就先从每餐都有菜有肉有淀粉开始习惯，再慢慢地做到更严格的忌口，逐步把择食放入你的生活中。

案例分享

姓名：许朝钧
年龄：42 岁
职业：公司负责人
主要调养重点：减重、降三高、提振精神

困境

在遇见邱老师之前，除了三高的问题之外，我还有糖尿病，而在 10 年前我的血压更曾经高到 180（毫米泵柱），即使通过药物控制，收缩压都还是在 140（毫米泵柱）附近徘徊，而且因为糖尿病也已经服药 5 年了。30 多岁的我，像老人一般每天要吞进一堆药物。

不隐瞒各位，我的体重高达 96.5 公斤，心脏负荷非常大；我知道应该要运动来减重，但也因为体重，让我没办法去做任何运动，诸如：跑步、脚踏车，会让膝盖负担太大。再加上随便一动就满身汗、气喘吁吁，也让我一点都不想运动。日复一日，每天持续吃药，而每一年健康检查却都在红字中度过。我的家庭医生不止一次告诉我：“如果不想早点回家卖鸭蛋（指离世），体重一定要控制一下。”

我知道控制体重是我必须做的事情，但是我不知道该从何下手。以我身上的慢性病来说，每过一天都觉得正在倒数自己的生命："啊！又过了一天，我的寿命又少了一天。"我甚至觉得自己到 60 多岁，就会因为这些疾病而离开人世。这样消极并且负面的人生观，让我每一天的生活都很不好过。

我是个有家庭的人，我有爱我的太太和孩子，我当然也有理想和美满的人生蓝图，在我的美好人生蓝图里，是等我到退休年龄，公司交给专业经理人打理，我要和家人好好享受天伦之乐，我可以和太太到处去旅游，参与孩子的各种活动。但是对于现实中的我，所有的画面却总是自己最后会因为中风而在病床上等死。

不！这绝对不是我的选择，这不是我要的下半生。

我身边有许多的朋友，跟我有同样的健康困扰，他们选择的减重方法大概有几种不同的派别：疯狂运动派，但我知道那不适合体重数字这么大的我；疯狂节食派，但他们几乎都是瘦下来一阵子，没几个月又被打回原形；吃减肥药派，先撇开是否对身体有害的问题，最后的结果仍然是胖回来，也太让人失望了。

我始终找不到一种适合自己的减重方法，直到有机会参与老师的读者咨询计划。

咨询

第一次咨询时，填写了一张身体状况的表格，邱老师开始一一分析。

满满的一张纸上写着该忌口的食物，应该怎么吃，鸡汤要怎么喝，一天要摄取多少水分，该如何调整作息……密密麻麻的重点，有点让人难以消化。虽然如此，在邱老师的鼓励下，自己已经在心里下定决心要试试看择食的方法。

点评：

初次择食的同学可以先看《吃到自然瘦》里的体质分析表，勾选症状。每种体质下，只要有一种症状符合，就需要按照对应的措施实施起来，认真忌口要求忌口的食物。

再结合择食给出的食材范围，选出适合自己的食物。

执行

回家后，马上和太太分享，并且决定即刻开始执行。

我把在公司处理公事对执行力的要求，用在自己身上。我还记得那是10月底，我在脸书（facebook，一款社交软件）上昭告天下：“我要开始择食，我要开始减轻自己的体重，我要找回自己的健康，希望有一天可以摆脱三高的纠缠。”我甚至用“革命”两个字来形容我的决定。这么做其实是想用这样的方式，帮自己筑一道防火墙，希望看到的朋友，会知道我正在改善我的健康、减轻我的体重，会少来找我吃饭喝酒，见到面时也会督促我一下。

而我自己更会因为已经昭告天下，会顾及面子和尊严而无论如何要撑住。

当然，也有看到我的留言反而故意一直来找我吃饭的朋友，但是，我都坚决拒绝，只要拒绝个一次两次，对方也就不会再继续了。还有一些朋友的不看好，也成了我的动力来源之一，他们会不屑地说：“你一定不会持久的啦！大概两周，就会放弃了！”但这反倒成了激将法，让我的决心更坚定。

事实上除了减重，我更希望改善我的健康状况，而**择食这套方法，既无须服用任何药物，也没有一开始就要求运动，更没有让人搞不懂的热量计算，只需要吃进对的食物就行，而食物分量的拿捏更是简单方便。**

一旦决定要做的事情，就会坚持到底，付出完整的执行力。在我太太的帮助之下，我开始把每天早上一定要喝的 Latte（拿铁）去掉牛奶，换成黑咖啡，也开始忌口牛肉和鸡蛋。

点评：

咖啡是上火食物，择食本身不建议喝。但有的同学已经对咖啡成瘾，实在做不到不喝，只好建议他先换成黑咖啡，不加奶不加糖。

最好早上喝，一天一杯，下午 2 点以后就不要喝了。咖啡豆是高温烘焙的，越晚喝越上火。

坦白说开始的第一个月，确实没有那么容易。光是那杯黑咖啡，就几乎让我撑不下去，毕竟多年来总是习惯早上有一杯香滑顺口的 Latte，没有了奶香，黑咖啡真的好苦涩。但是现在，你要我喝 Latte 我反而没有办法，因为一喝到牛奶，肚子就会不舒服，就要开始跑厕所了。

一开始难以克服的问题还有晚上睡觉时总是会感到肚子饿，总是在床上翻来翻去，有时候想着："下床吃点东西再回来睡好了！"但是转念之间又觉得："不行！这样我一整天的择食努力都白费了。"肚子饿让我一度做噩梦，梦到自己饿死在床上呢！

这段时间，也辛苦了我太太，每天准备两种餐点，一个是我的择食餐，一个是她自己的三餐，还好有她的帮忙，让我可以不必担心三餐怎么吃，总之，太太端什么上来，吃就对了。

还好，在将近一个月之后，就出现了曙光，因为一切都不一样了。

点评：

如果一开始择食实在不知道怎么做三餐，就先照搬《瘦孕》上的月子餐，只要把午餐和晚餐的月子汤去掉就行。

改变

我的肚子变小了，精神好很多，整个人的光彩也因此不一样了，我开始注意到公司同事在交头接耳地讨论我身材的改变，一些几周没见的朋友，看到我还吓了一跳，有的甚至还夸张地开玩笑说：“你到底是谁？怎么整个人被压扁了！”

除了外形上有明显的变化之外，身体的状况也慢慢改善。在认真忌口、慢慢吃饭后，胃胀气的问题已经改善很多，排便的状况也越来越正常，困扰我的左肩酸痛开始好转，浅眠的问题也获得改善，就连早上起床一定会有的眼屎也都消失了。除了减重，没想到这么短的时间有这么多意外的健康收获。

当感受到这些变化的时候，我真的非常开心，“倒数剩余的生命”的念头从我脑中慢慢消散，这时候我开始觉得，我每择食一天，寿命就又多了一天，我可以不必再像我父亲那样，工作到生命的最后一刻，我可以有机会享受自己的退休时光了！

坦白说，裤头不再勒得紧紧的感觉，真是美好。我甚至拿出过去比较瘦的时候买的牛仔裤，那是一条早就不能穿的裤子，没想到在第二次咨询前，我成功地穿进这条裤子，而且非常完美合身。太太更高兴地说：“这下你的裤子都要重新买过了！”

有时假日陪孩子出门，总是比较难按照择食的方式吃东西，虽然体重会因为一个周末就上升，但是只要重新回到择食的怀抱，马上就可以恢复，让我真的不得不佩服邱老师，也强烈感受到食物带给身体的影响是如此之大。

在这个阶段，我开始深深相信在不久的将来，我的三高和糖尿病的数值，都可以慢慢地下降。

第二次咨询的时候，大约是在第二年的 1 月中旬，我的体重已经下降 8.5 公斤，从 96.5 公斤减重到 88 公斤，才经过两个半月的时间，会有这样的结果，连我自己都感到非常惊讶，而且身体的感觉越来越棒，每一天都能感觉到身体变轻盈，真的是让人兴奋的感受。

邱老师不但为我感到开心，并且给了我一个大大的奖励，她告诉我，只要我的体重持续下降到 75 公斤，我就可以去享用一顿牛排大餐！这个奖励对我真的是莫大的激励啊！

点评：

偶尔破戒奖励更容易让择食初期的自己坚持下去哟。

择食一段时间，等身体改善之后，就会自动远离对自己不好的食物，到时候即使让你破戒你也不会想吃了。

虽然最后一次的咨询，因为公事缠身，实在走不开，无法和邱老师见面让她亲眼看见我的成果，但是我依旧持续着择食方法，体重虽然仍未达到“可以吃牛排的标准”，但数字仍然在持续减少。在这个过程里，我在国外度过了择食以来第一个农历年，我不仅避开了每逢过年就大吃大喝的可怕行程，还自己带着择食鸡汤，在美国继续健康地饮食。当我自己能够坚持下去，择食的一切就莫名地越来越简单，也越来越容易执行。

后记：许朝钧先生后来跟我们分享，他的血脂、血管代谢功能检查数值中，已经没有任何红字出现。胆固醇与甘油三酯，亦都已经回到正常数值范围。

点评：

说到底，三高或是糖尿病，本来就跟日常饮食习惯有关，只要做到认真把控入口的食物，很多“吃出来”的问题都可以得到改善。

附：认真对待身体，是一件门槛很低、幸福感很高的事

瘦身是择食最受欢迎的一项回报。来找我咨询的学生几乎都是以瘦身为目标。但我总是一再强调，只要是愿意为了自己的身体好好择食，在把健康调整好之后，瘦身只是你得到的回报之一，不是唯一。

这里分享几段择食同学的经历，大家可以看到，择食很可能带给你意想不到的好处。

> **变美**
>
> 择食两个月，我大概瘦了 10 斤，皮肤好得不得了，而且神采奕奕，完全不用任何化妆品修饰。

减重、治好湿疹

每到换季就起湿疹，瘙痒难忍。择食才不到一个月，体重减轻了 10 斤。最重要的是湿疹消失了！

改善睡眠精神好

择食三周，我的睡眠障碍出现了明显变化，可以一觉睡到天亮不被梦境骚扰，而且精神饱满，脚肿的情况也不再发生。据老公说，我晚上睡觉都不磨牙了，他也不用再担心半夜被我吵醒。

改善亚健康、坏脾气

从小爱感冒，各种小病小痛都是家常便饭。接触择食后，也没有完全按要求做，只是避开了会让自己过敏和上火的食物。但健康还是改善很多，很少再感冒，身体没有那么多小病痛了，精神也特别好，最意外的收获是易怒的个性改掉了，身边人都开心又惊讶。

体力好、脸变小

作为运动员，我经常腹泻，严重影响体力。根据邱老师的建议改变饮食习惯一周之后，体力变好了、脸变小了、身上的肉更紧实了。

之前每次出书，都会收集大家的择食故事。我从中看到了让人疼惜的女人，需要人点醒的男人，以及由于爸妈没有掌握正确的营养知识而饱受过敏煎熬的儿童。每次书里也都会筛选一些案例放进去，除了想帮助更多人之外，我也希望能够借着这些真实的案例，再一次让大家明白，想要拥有健康的身体，只要下定决心，人人都可以做到。

现代人在健康方面真的是问题重重！从读者的一封封来信中，能很明显地看到许多人之所以形成今天这样的身体状况，来自从小养成的错误的饮食观念，或是心理与身体长期地交互影响，导致了全身大小毛病不断。

不论你是一般的上班族还是红透半边天的艺人，择食一定要有坚定的想要健康、美体的信心。**因为没有人会二十四小时盯住你、管着你，唯有你自己真心爱自己、真心为自己的身体认真择食，才能够持续地去管理自己的健康。**

如果你之后在择食过程中生出“好难啊”的念头，我建议你先不要想那么长远，能执行一餐是一餐，你会发现，只要改变一点点，身体就会开始给你善意的响应。坚持一段时间后，身体也会自动排斥对你不好的食物，而此时，择食也已逐渐融入你的生活，你操作起来更加熟练，便不会觉得择食很难了。

Choosing the Right Food

Chapter 03

择食食谱

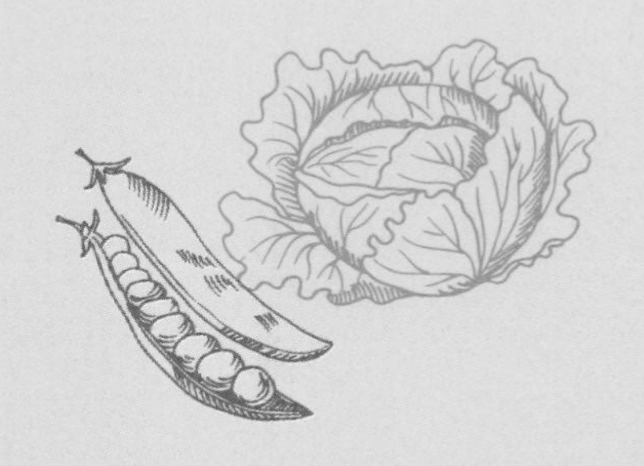

滋阴补阳、阴阳合补的择食食谱

当我们的身体在寒冷的状态里时，是虚不受补的，若能够滋阴调理好脾胃，身体的转化能力就会变强，此时补阳才能够被身体吸收。基于此，我们这章里为大家提供的食谱，都是滋阴补阳、阴阳合补的。

这次设计的食谱中，有不少用到中药材的药膳料理，为此，我也特别向中药界专家中的专家汉补世家请益。把几种常见的药材挑出来，告诉大家选购时判别质量的方法。

很多人可能对日常食用药材有疑虑，觉得是药三分毒，平常吃有风险。其实呢，有些药物平时是可以服用的。《神农本草》经将所有药品分为三类：上品无毒，久服不伤人，主养命；中品主养性，无毒或有毒，多为补养兼有攻治疾病之效；下品多有毒，不可久服，多为除寒热、破积聚的药物，主治病。

我所用到的药材大都是日常可用的上品，也有一些无毒中品配伍，大家可以安心地吃。各种药膳料理使用的中药材，囊括了补充胶质、补益、活血等不同需求，害怕药膳气味的人不要担心，每一道菜我都亲自尝过，完全没有苦苦的中药味，好吃又营养。

本书食谱使用的调味香料可以从罗勒、月桂叶、肉桂、姜黄粉、柠檬香茅、奥勒冈、甜红椒粉、迷迭香、百里香中自行选择调配，磨成粉末状入菜。如果是买市售的混合香料，请特别留意成分是否掺入其他不符合择食原则的香料。

大部分的调味香料，孕妇皆不宜食用。

Choosing the
Right Food

健康地吃:

家庭饮食调理指南

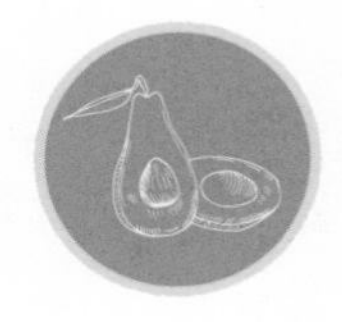

Choosing the Right Food

滋阴补阳鸡汤

三高、痛风、尿酸过高者，不放鸡爪。

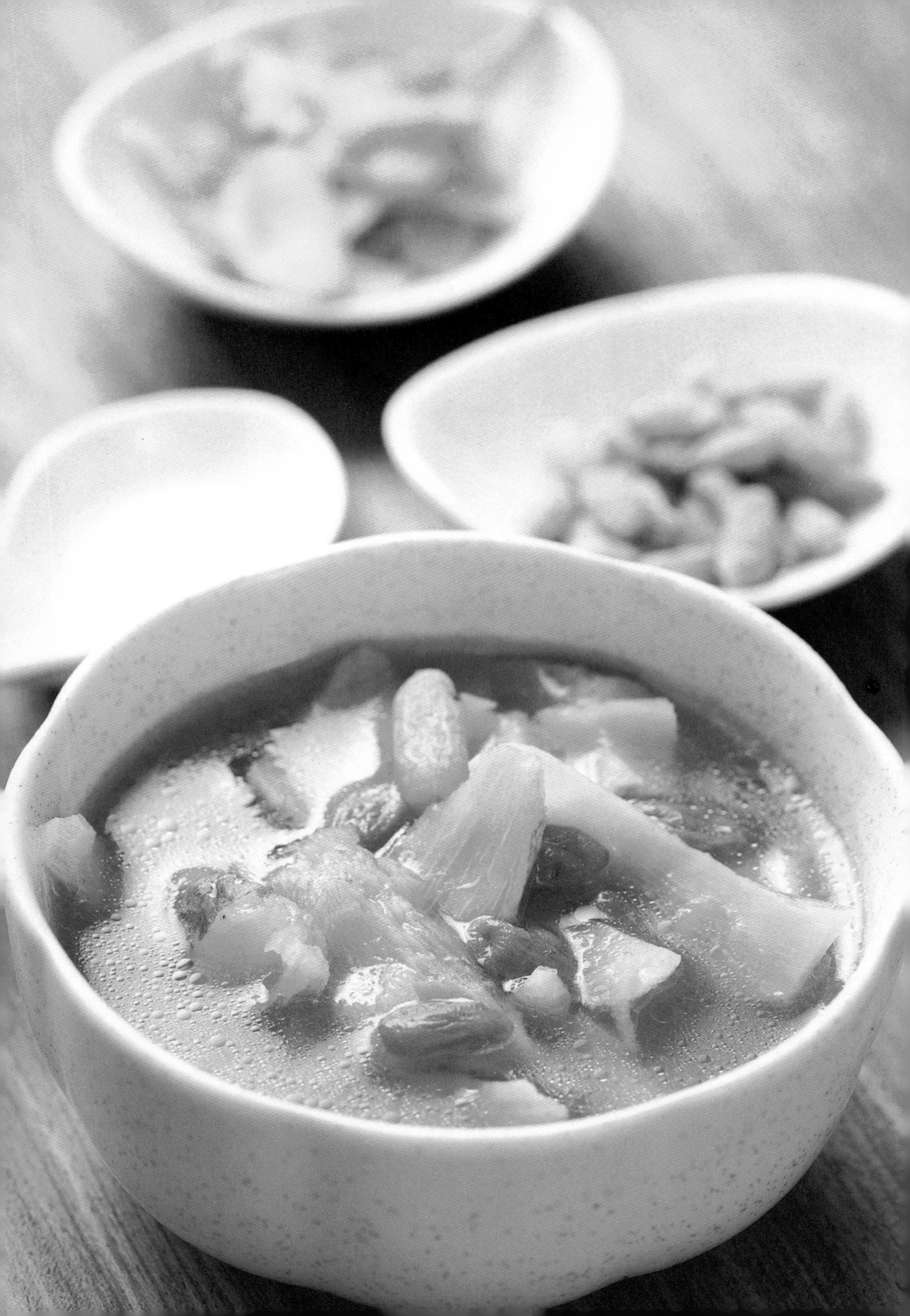

01 滋阴明目——麦冬玉竹枸杞鸡汤

滋阴补阳鸡汤

·一周份鸡汤用量·

中药材：麦冬、玉竹、枸杞子各 18.75 克

食　材：鸡架 1 个、鸡爪 6 只、老姜 2 大块

调味料：盐

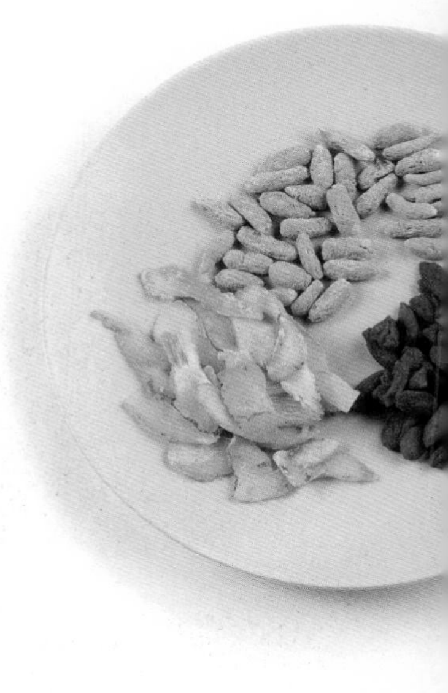

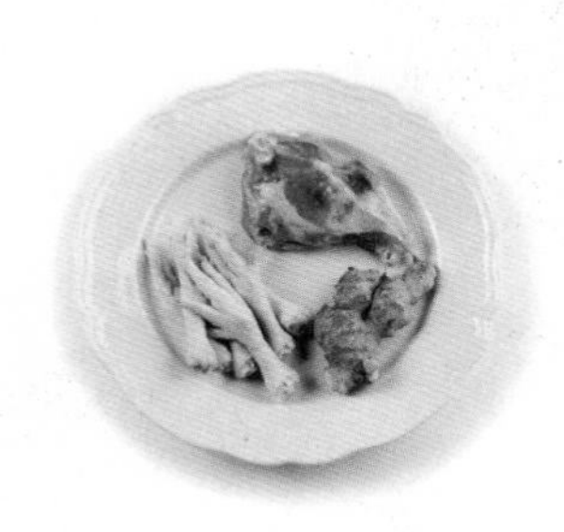

做法：

将所有药材用水稍微冲洗一下。比照择食鸡汤做法（204 页），加入去皮后的老姜、鸡架、鸡爪，同时放药材，大火煮滚后，转小火煮 1 小时，取出老姜、鸡架、鸡爪，加入适量的盐即可食用。

原料功效：

麦冬：养阴生津

玉竹：养阴润燥

枸杞子：滋补肝肾，益精明目

注意：药材捞出不吃。

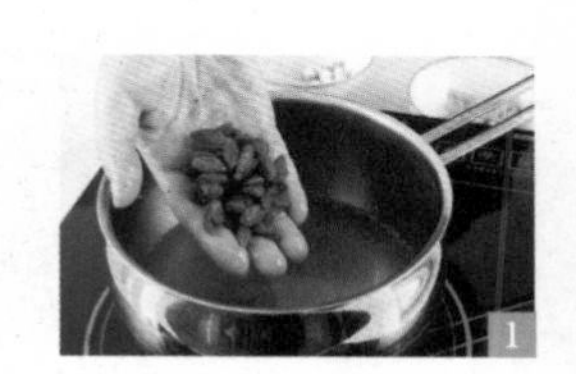
1

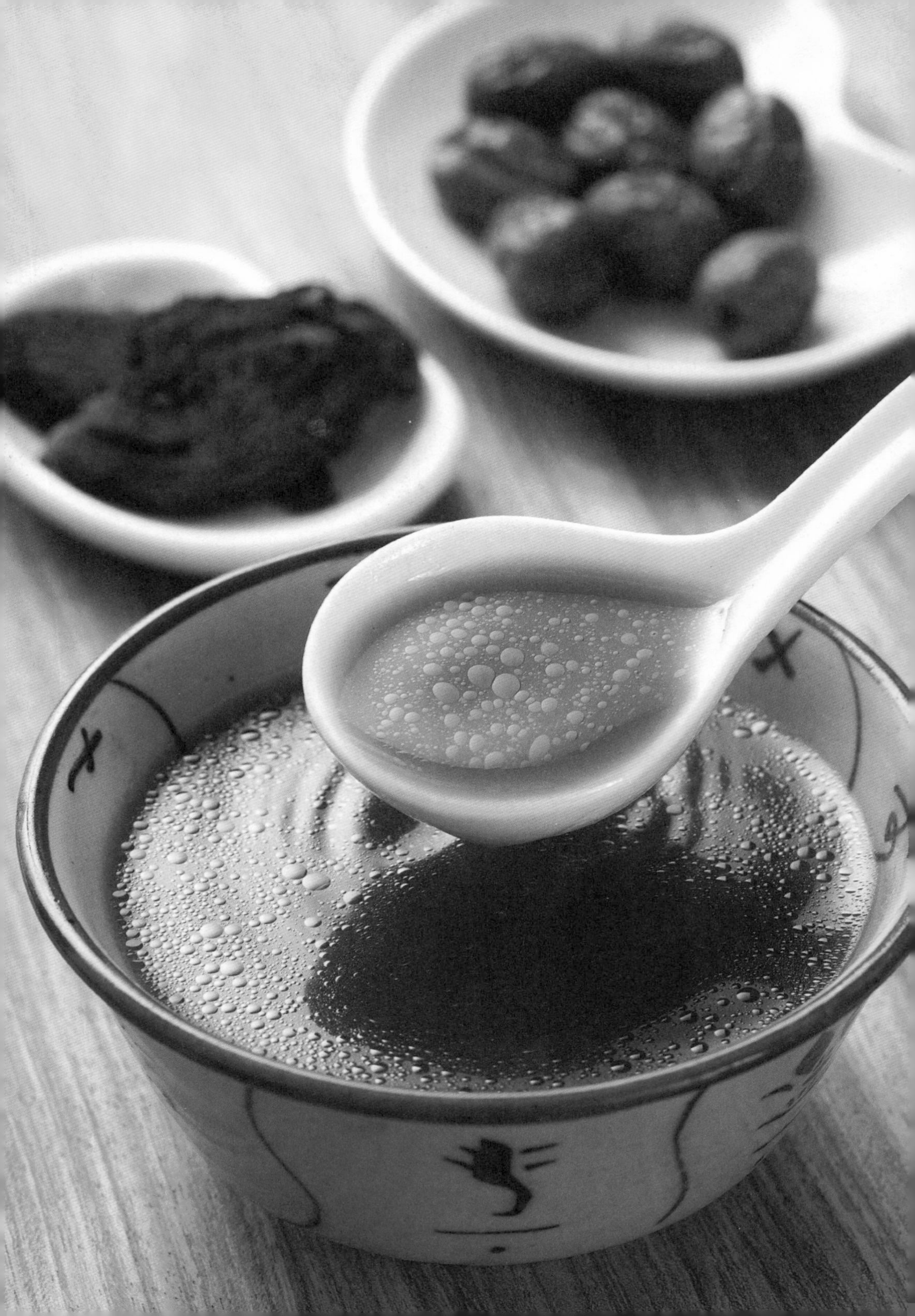

02 强阴补气——苁蓉五味子红枣鸡汤

滋阴补阳鸡汤

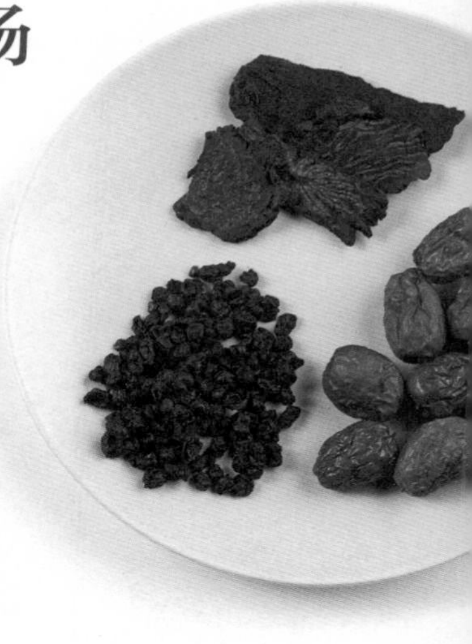

·一周份鸡汤用量·

中药材：肉苁蓉 11.25 克、五味子 3.75 克、红枣 56.25 克

食　材：鸡架 1 个、鸡爪 6 只、老姜 2 大块

调味料：盐

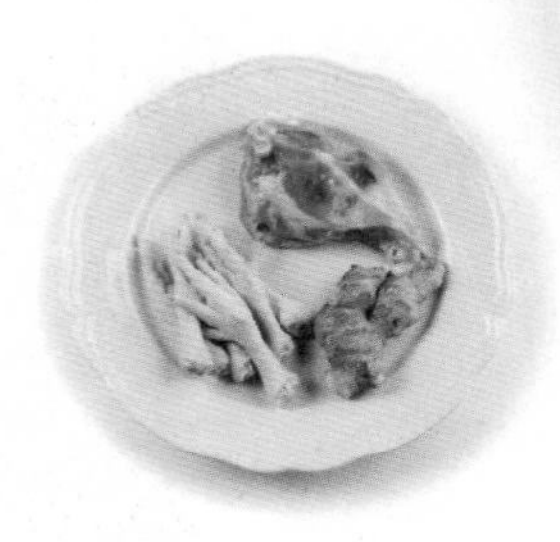

做法：

将所有药材用水稍微冲洗一下，装进滤茶袋中；比照择食鸡汤做法，加入去皮后的老姜、鸡架、鸡爪，同时放进装着药材的滤茶袋，大火煮滚后，转小火煮 1 小时，取出老姜、鸡架、鸡爪，加入适量的盐即可食用。

原料功效：

肉苁蓉：补肾阳，益精血

五味子：收敛固涩，益气生津，补肾宁心

红枣：补中益气，养血安神

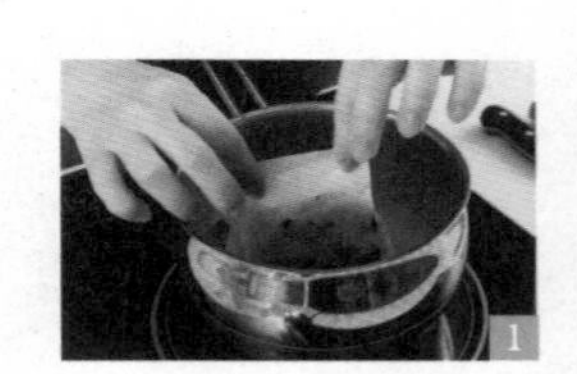

1

注意：药材捞出不吃。

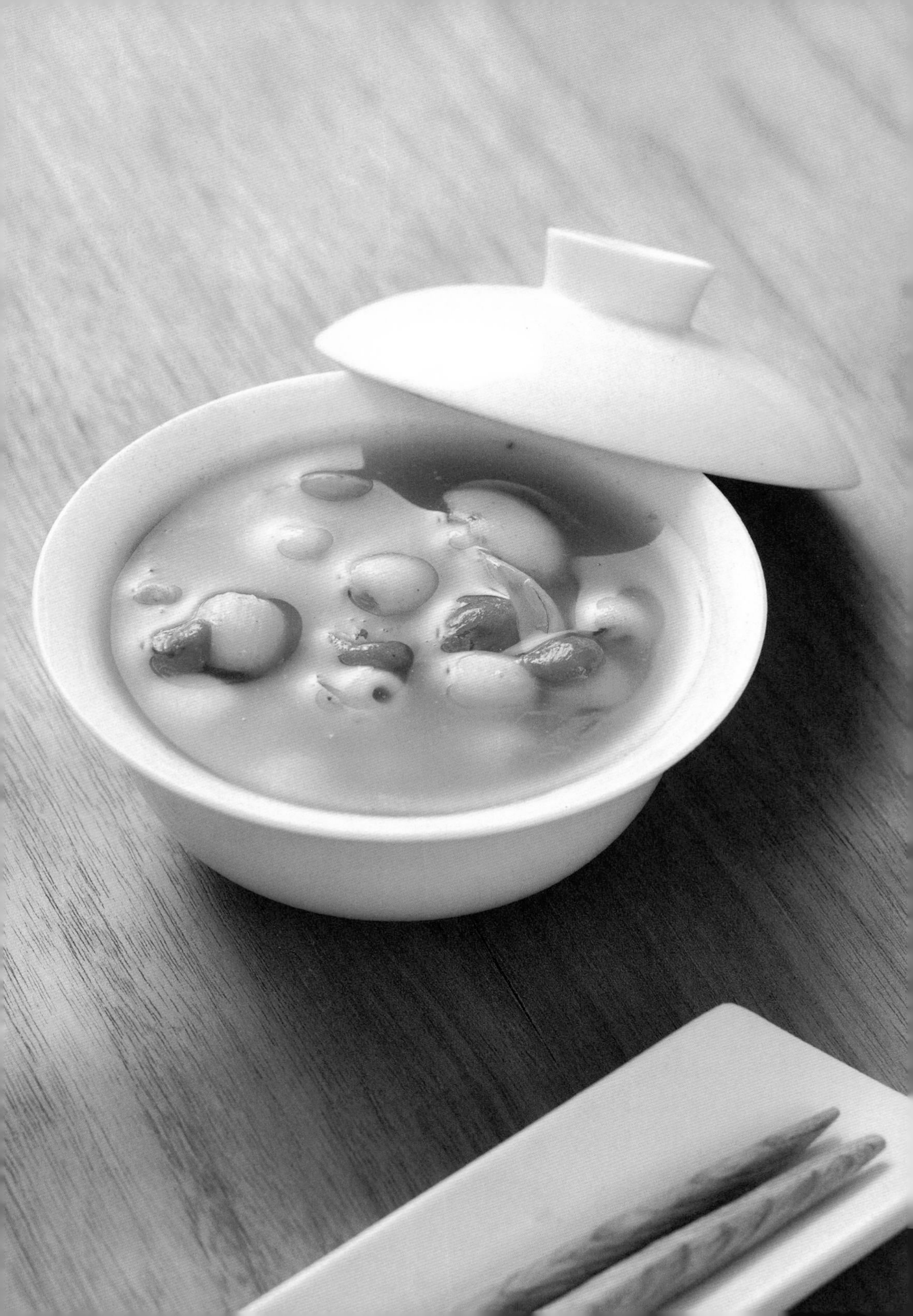

03 养心安神——莲子百合枸杞鸡汤

滋阴补阳鸡汤

· 一周份鸡汤用量 ·

中药材：莲子 37.5 克、百合 37.5 克、枸杞子 18.75 克

食　材：鸡架 1 个、鸡爪 6 只、老姜 2 大块

调味料：盐

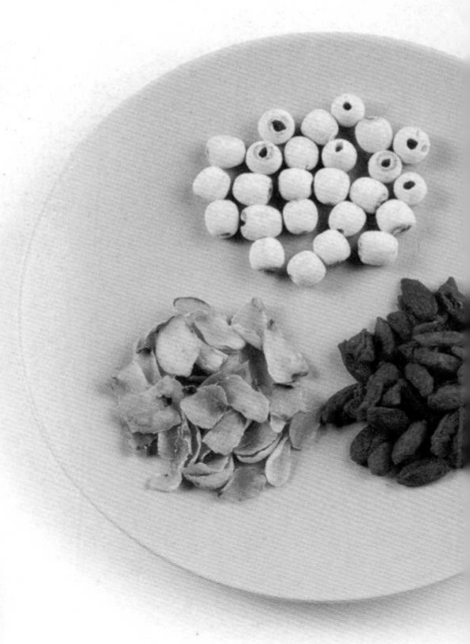

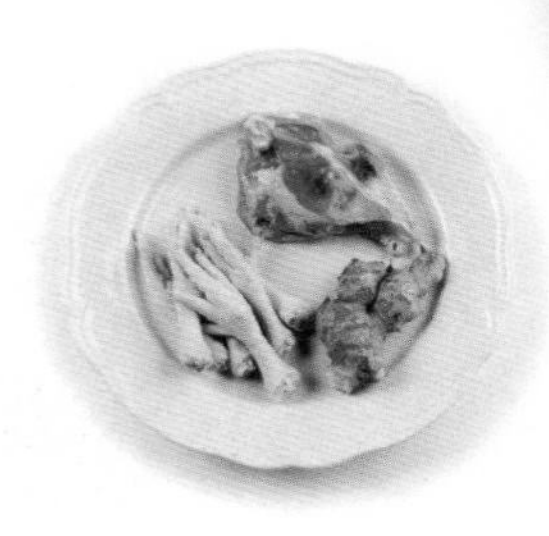

做法：

将所有药材用水稍微冲洗一下。比照择食鸡汤做法，加入去皮后的老姜、鸡架、鸡爪，同时加入中药材，大火煮滚后，转小火煮 1 小时，取出老姜、鸡架、鸡爪，加入适量的盐即可食用。

原料功效：

莲子：养心安神

百合：养阴润肺，清心安神

枸杞子：滋补肝肾，益精明目

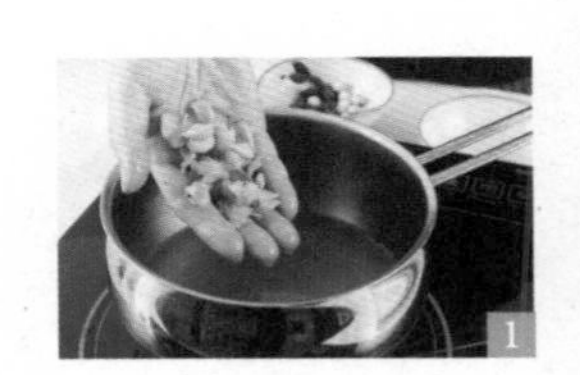

注意：药材随汤一起食用。

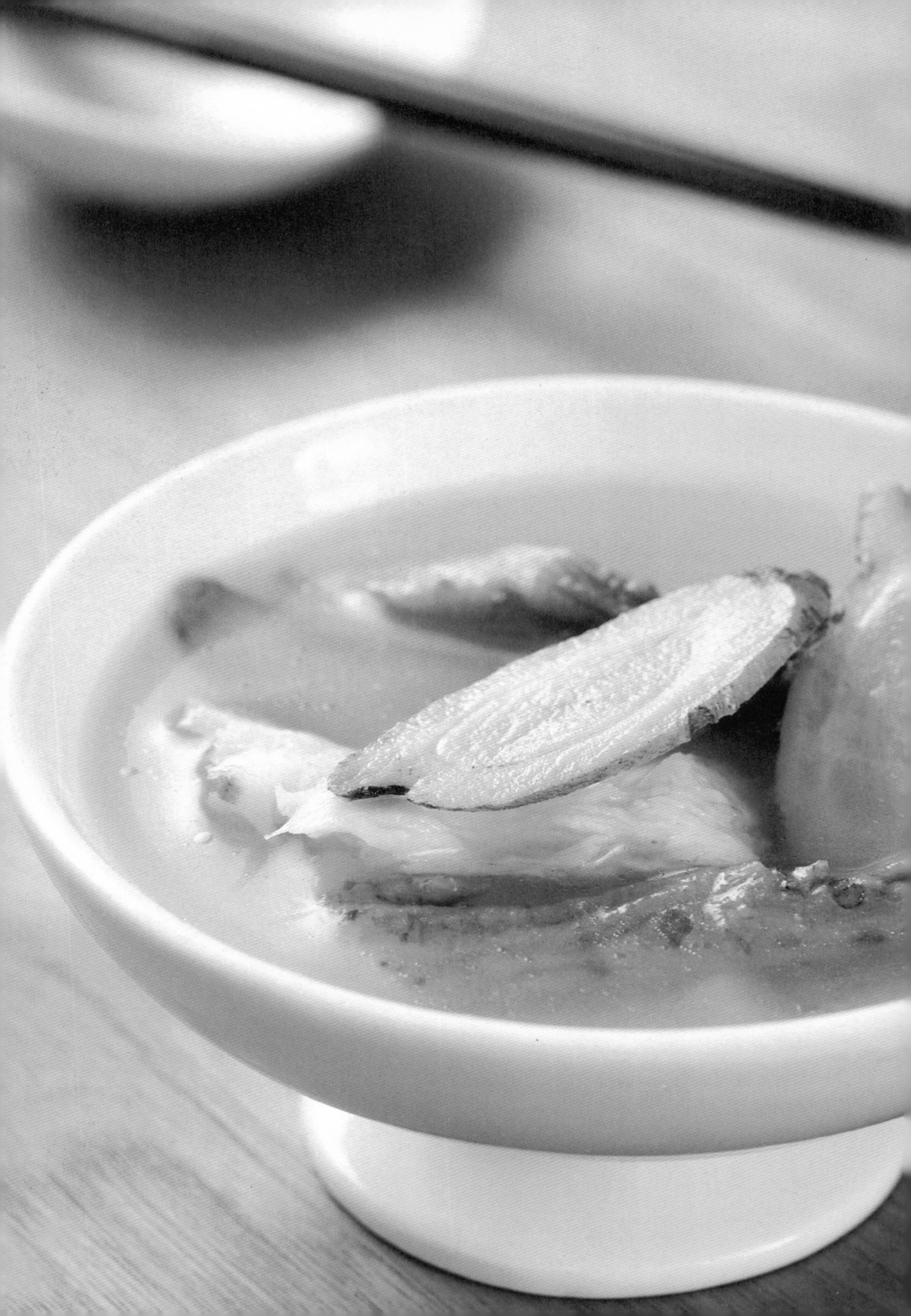

04 补气养血——

滋阴补阳鸡汤

当归黄芪党参鸡汤

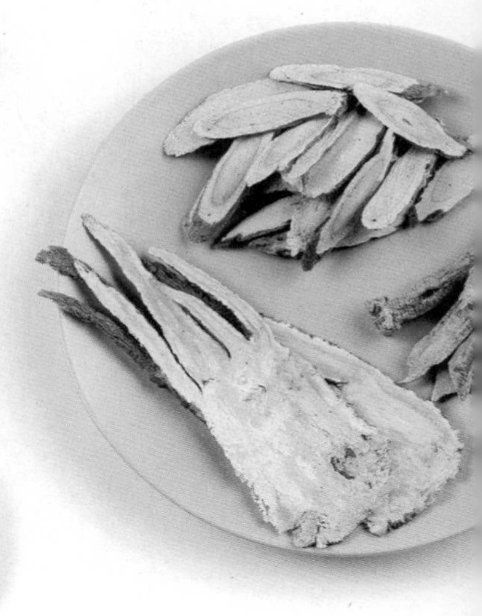

·一周份鸡汤用量·

中药材：当归 18.75 克、黄芪 18.75 克、党参 11.25 克

食　材：鸡架 1 个、鸡爪 6 只、老姜 2 大块

调味料：盐

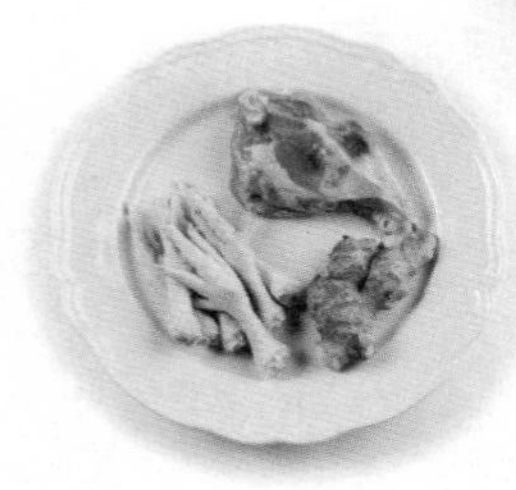

做法：

将所有药材用水稍微冲洗一下。比照择食鸡汤做法，加入去皮后的老姜、鸡架、鸡爪，同时放药材，大火煮滚后，转小火煮 1 小时，取出老姜、鸡架、鸡爪，加入适量的盐即可食用。

原料功效：

当归：补血调经

黄芪：补气升阳，生津养血

党参：养血生津，健脾益肺

注意：药材捞出不吃。

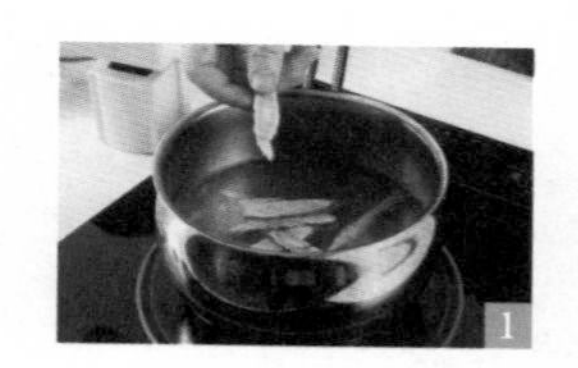
1

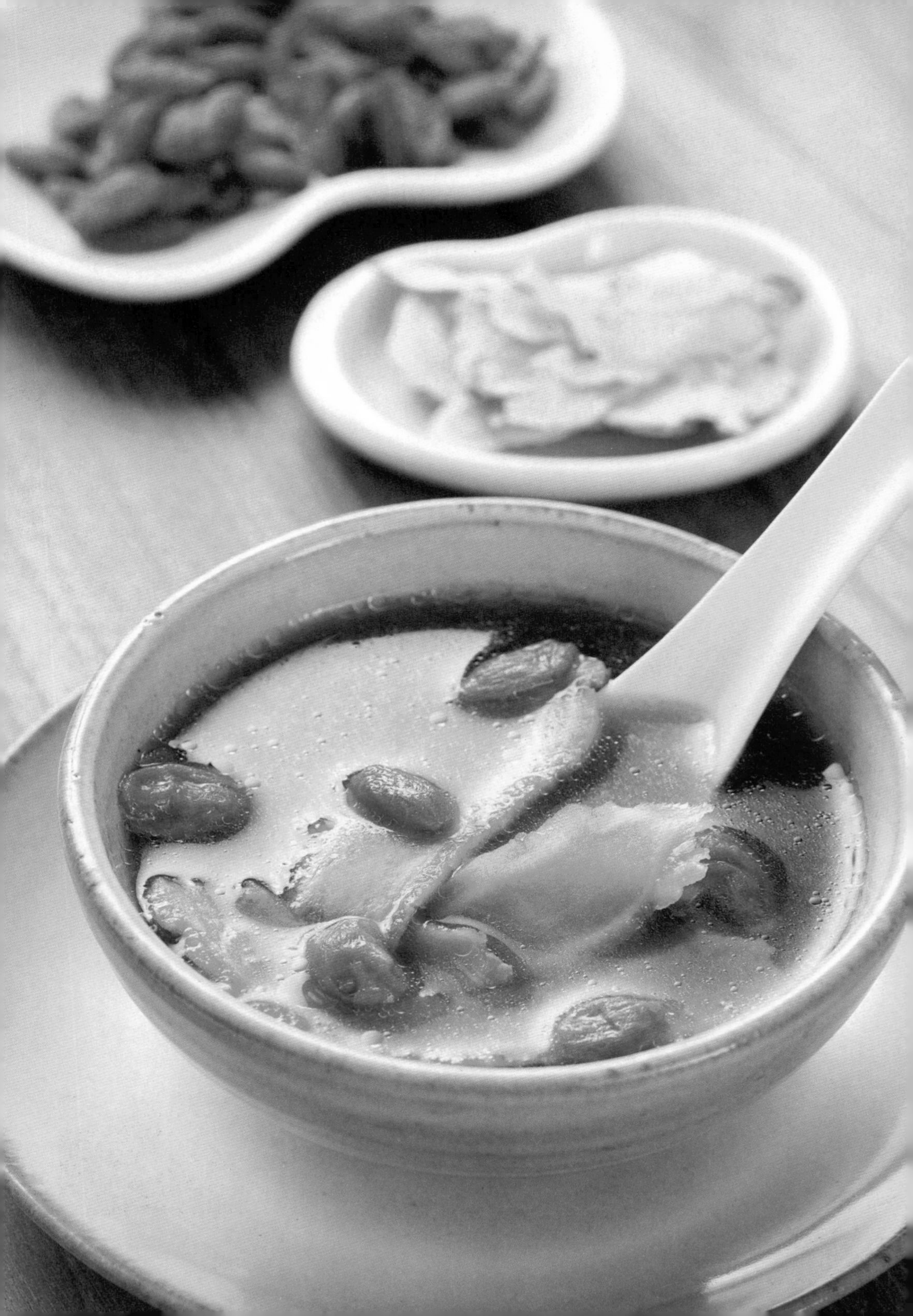

05 补肾固精——

滋阴补阳鸡汤

龟鹿二仙胶西洋参枸杞鸡汤

·一周份鸡汤用量·

中药材：龟鹿二仙胶 1 片（约 18.75 克）、西洋参 11.25 克、枸杞子 18.75 克

食　材：鸡架 1 个、鸡爪 6 只、老姜 2 大块

调味料：盐

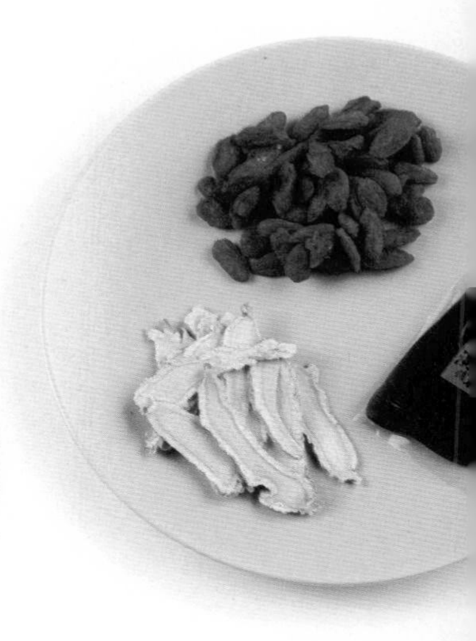

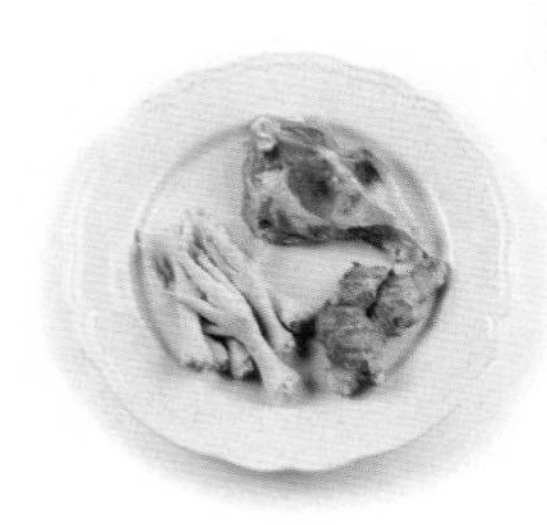

做法：

将所有药材用水稍微冲洗一下。比照择食鸡汤做法，加入去皮后的老姜、鸡架、鸡爪，同时加入中药材，大火煮滚后，转小火煮 1 小时，取出老姜、鸡架及鸡爪，加入适量的盐即可食用。

原料功效：

龟鹿二仙胶：补肾壮阳，滋阴填精

西洋参：补气养阴，清热生津

枸杞子：滋补肝肾，益精明目

注意：药材随汤一起食用。

龟鹿二仙胶对骨质疏松、缺钙、老年人群体有很好的保健效果。

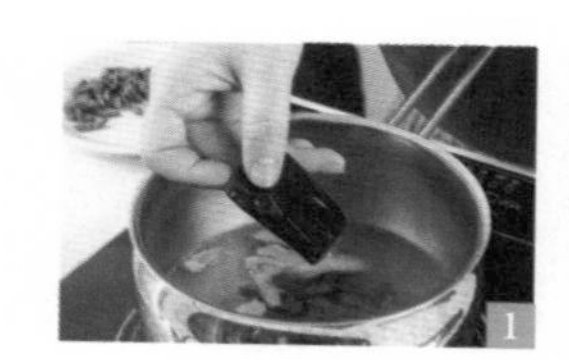

Choosing the Right Food

健康地吃：

家庭饮食调理指南

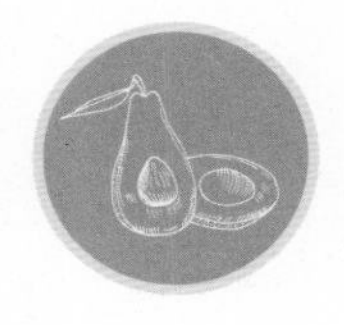

Choosing the Right Food

补胶质炖品

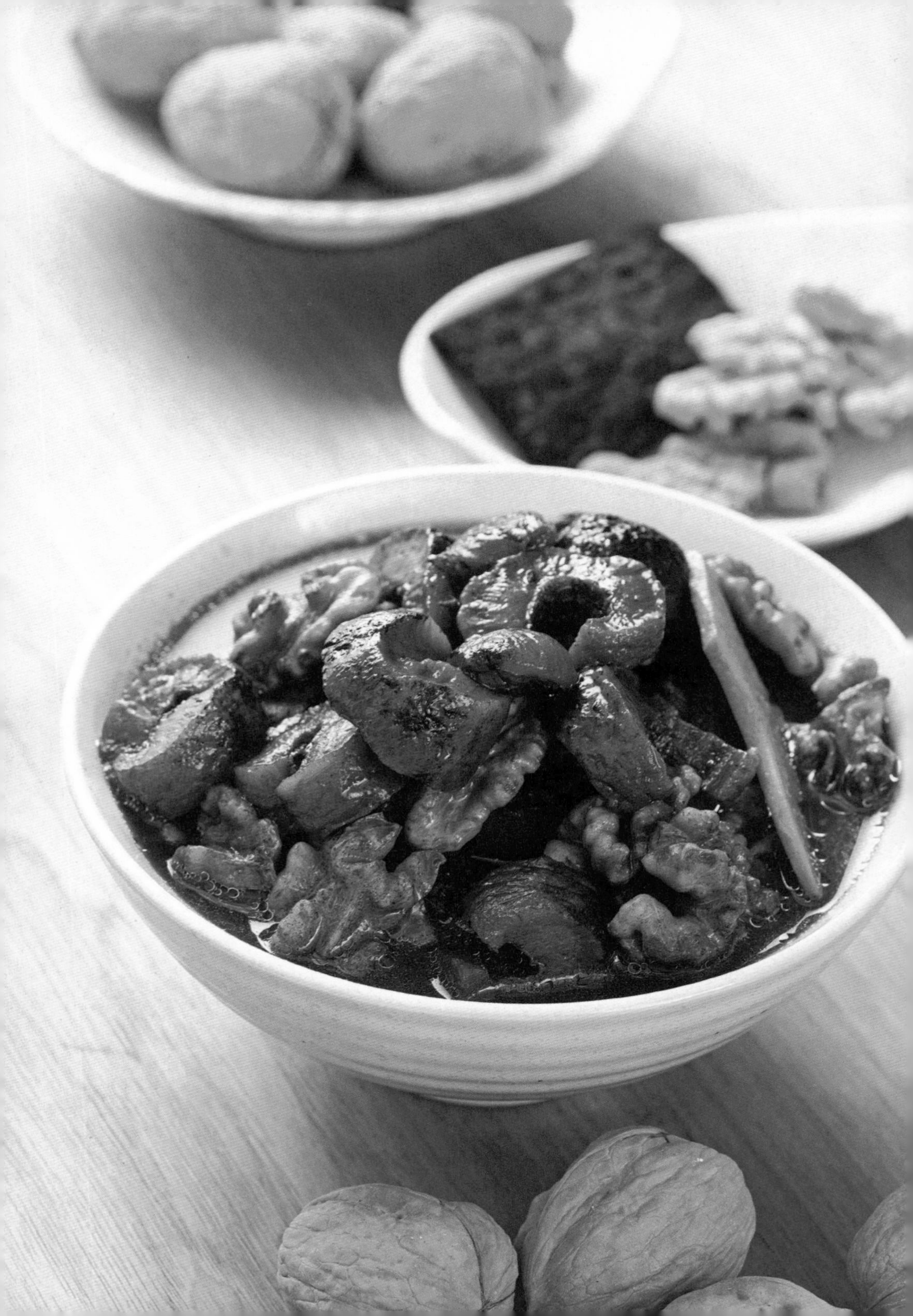

01 补肾强筋——

补胶质炖品

巴戟天杜仲核桃炖海参

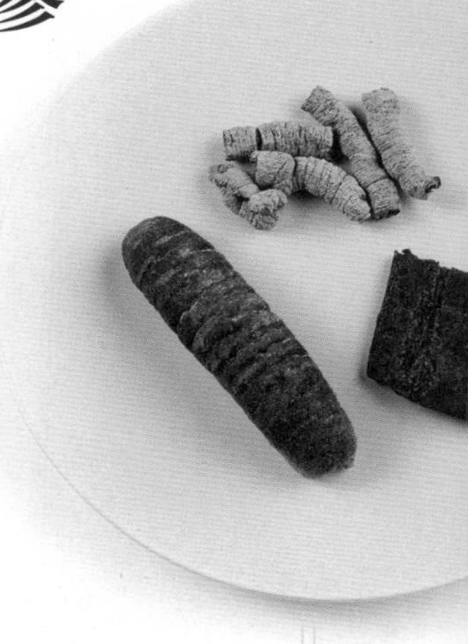

中药材：巴戟天 7.5 克、杜仲（炒过的）1/2 片、海参 1 条、核桃仁 1 把（依个人喜好即可）

食　材：排骨 2 块、老姜 1 大块

调味料：盐、酱油、黄酒

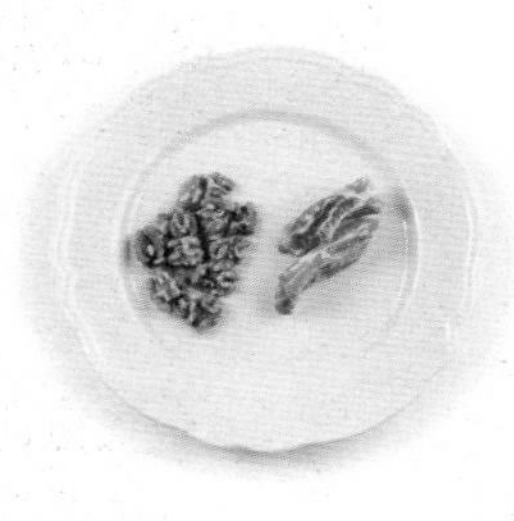

做法：

1. 药材用清水清洗干净；海参泡发后切成圆圈状；老姜去皮切成片状；排骨汆烫去血水。
2. 将姜片铺排在锅底，可避免烹煮过程中，食材粘锅，再放入其他食材。
3. 加入酱油、黄酒等调味料，再加水淹过食材即可。大火煮滚后，转小火续煮 60 ~ 90 分钟。盛盘上桌时，再放上核桃仁即可。

原料功效：

巴戟天：治大风邪气，阴痿不起，强筋骨，安五脏，补中益气

杜仲：治腰脊痛，补中益精气，坚筋骨，除阴下痒湿，小便余沥

海参：补肾益精，养血润燥，止血

核桃仁：补肾，温肺，润肠

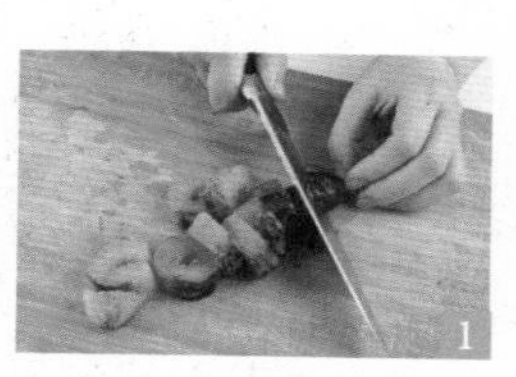
1

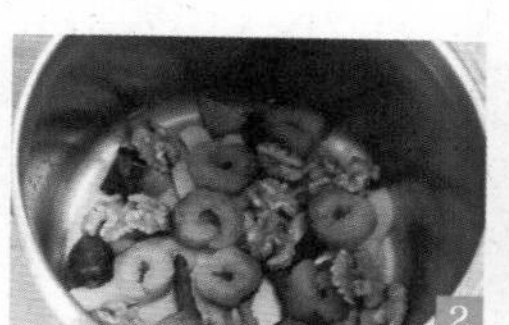
2

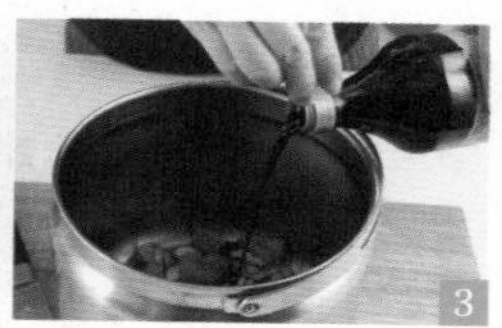
3

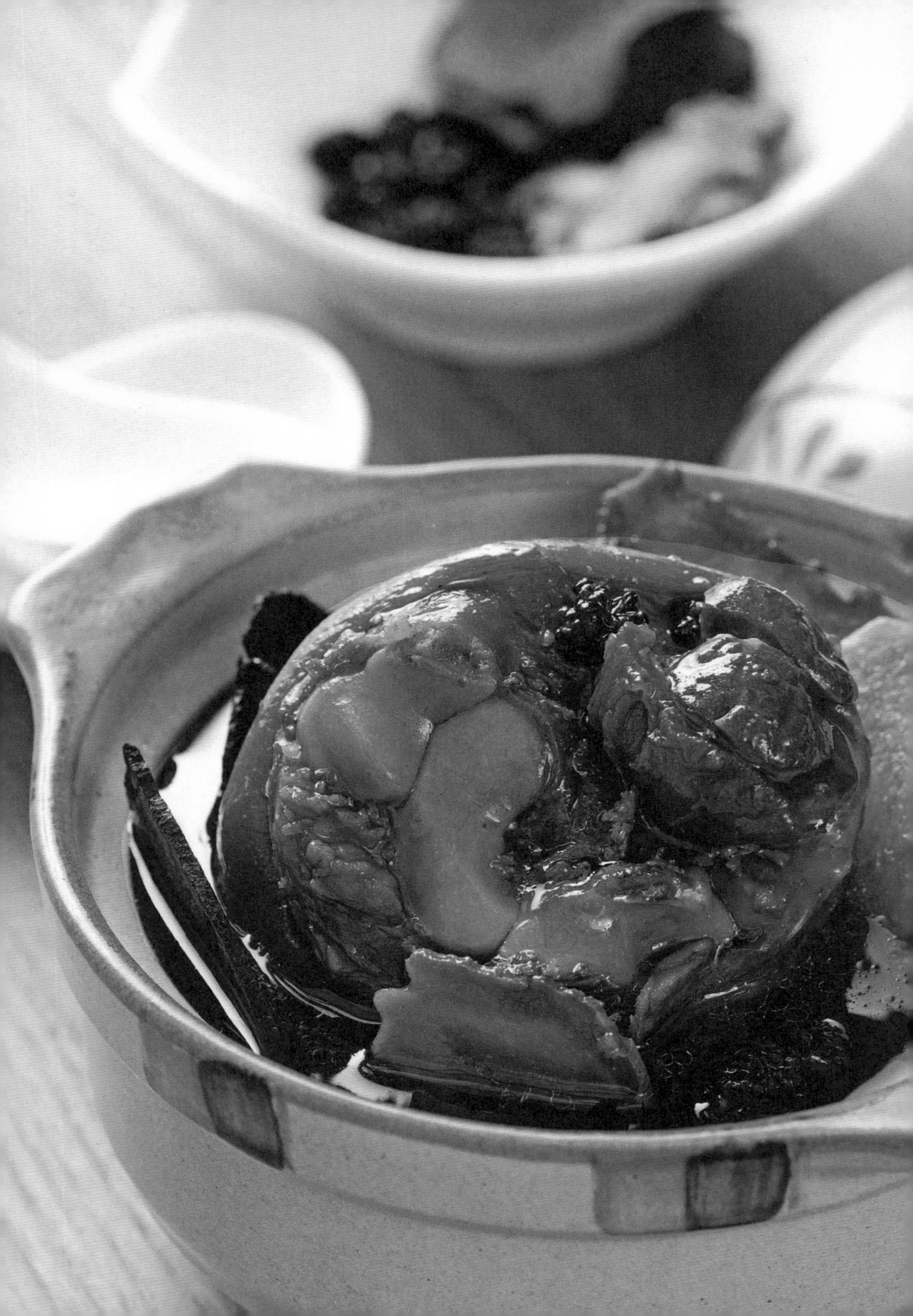

02 养血乌发——三七制何首乌桑葚炖猪脚

补胶质炖品

中药材：三七 7.5 克、制何首乌 11.25 克、黑桑葚 18.75 克

食　材：猪脚 1 只、老姜 1 大块

调味料：酱油 1.5 杯（约 270 克）、黄酒、黄砂糖（也可以用麦芽糖取代）、肉桂粉

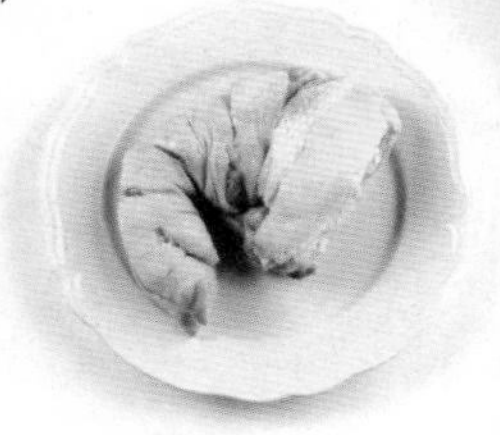

做法：

1. 采买猪脚时，尽量选前脚，并请肉贩剁成一小段一小段。猪脚汆烫去血水；老姜去皮，切成片状；药材用清水洗净。
2. 将姜片铺排在锅底，再放入药材与汆烫过的猪脚。
3. 放入酱油、黄酒、砂糖与肉桂粉等调味料，再加水淹过食材即可。大火煮滚后，转小火续煮 60 ~ 90 分钟即可。

原料功效：

三七：散淤止血

制何首乌：养血滋阴，补肝肾，乌须发，强筋骨

桑葚：主肝肾不足和血虚精亏的头晕目眩，须发早白

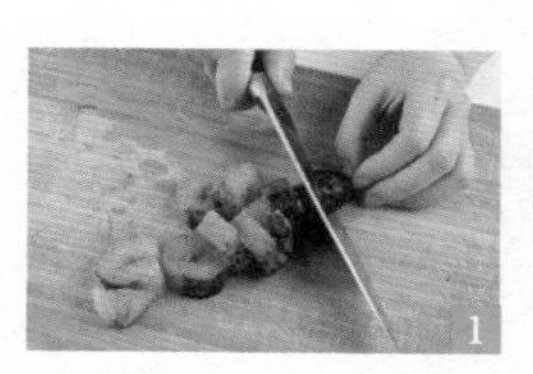

1

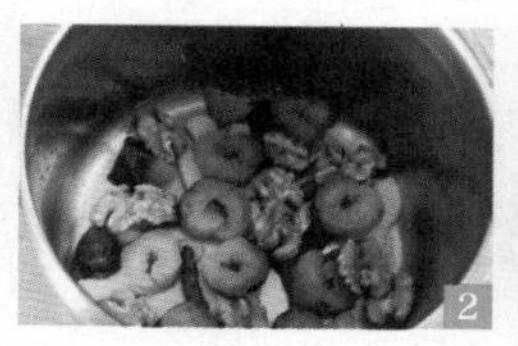

2

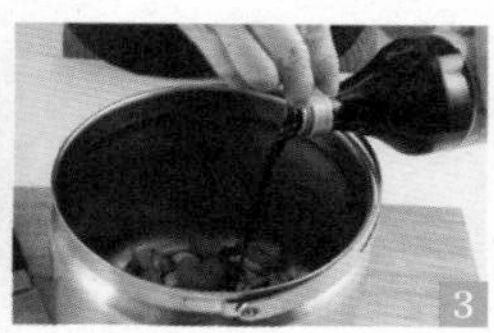

3

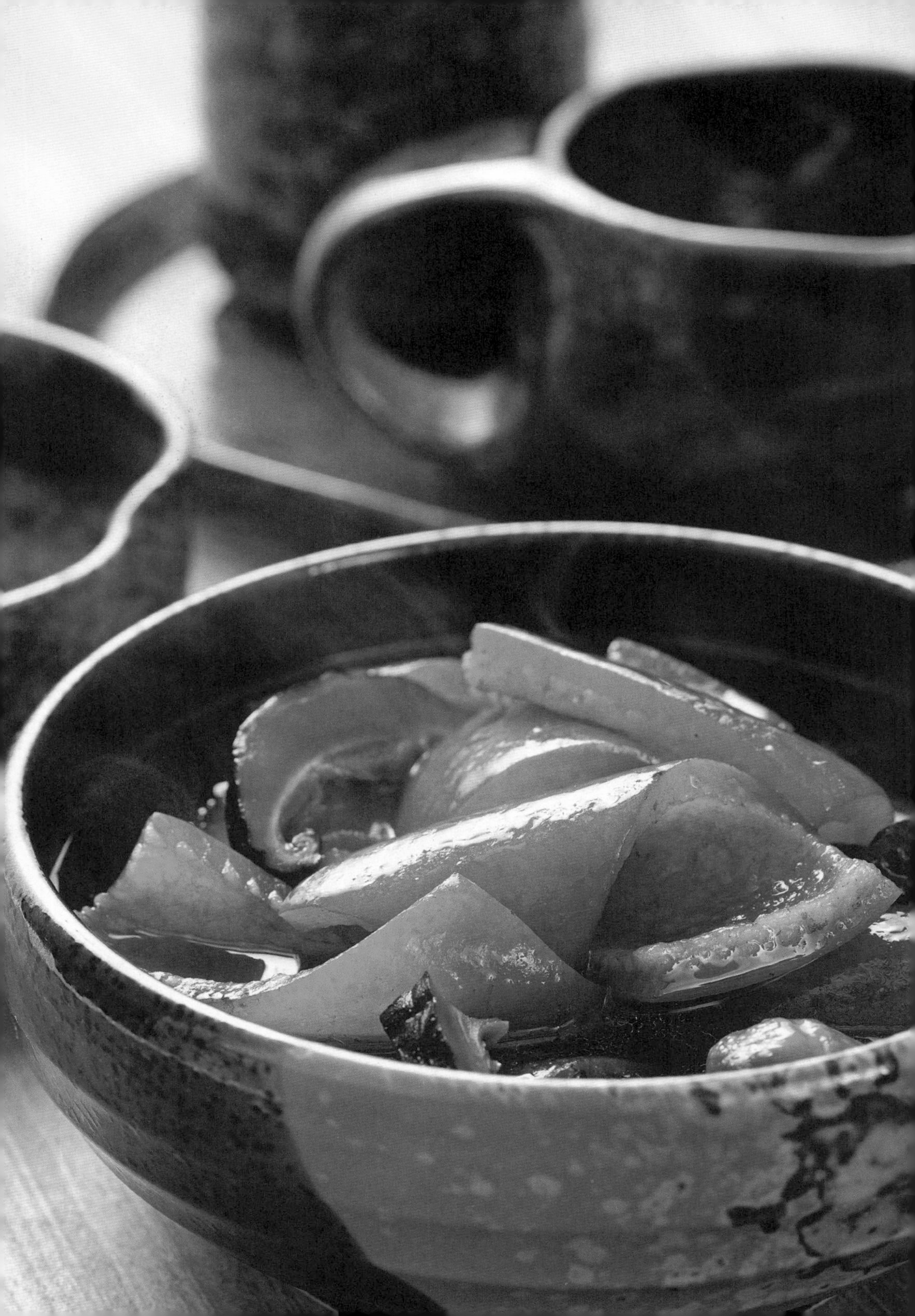

03 益气补胶质——香菇栗子炖猪皮

补胶质炖品

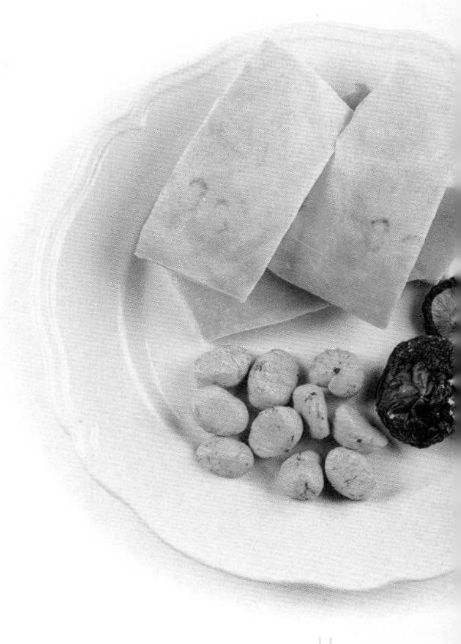

食　材：干香菇 3 朵、栗子 10 个、猪皮 300 克、老姜 1 大块

调味料：酱油、黄砂糖、黄酒、肉桂粉

做法：

1. 先泡发干香菇，切丝；猪皮汆烫去腥味，再切长条状；老姜去皮，切成片状。
2. 将姜片铺排在锅底，再依序放入香菇、栗子与猪皮。
3. 加入酱油、黄砂糖、黄酒、肉桂粉等调味料，再加水淹过食材即可。大火煮滚后，转小火续煮 60 ~ 90 分钟即可。

原料功效：

香菇：扶正补虚，健脾开胃

栗子：益气健脾，补肾强筋

★胆固醇与甘油三酯过高者不宜食用这道料理。

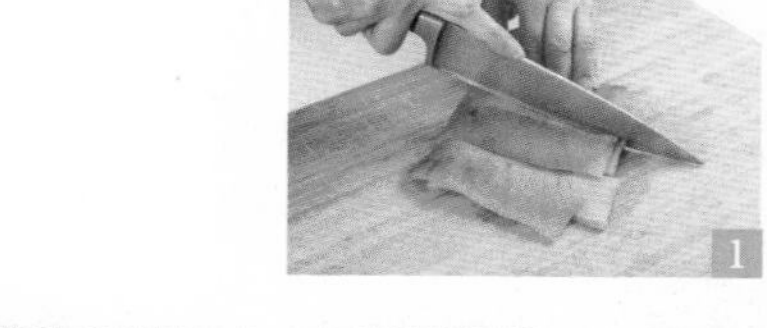

1

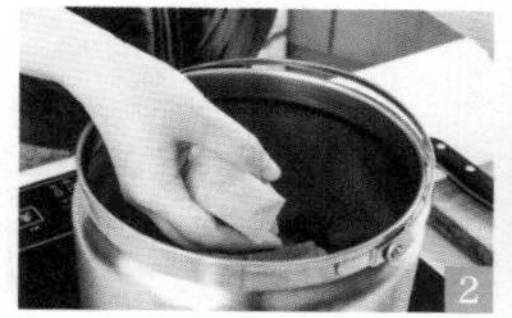

2

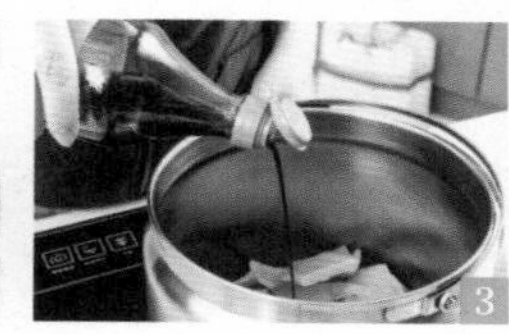

3

Choosing the Right Food

健康地吃：

家庭饮食调理指南

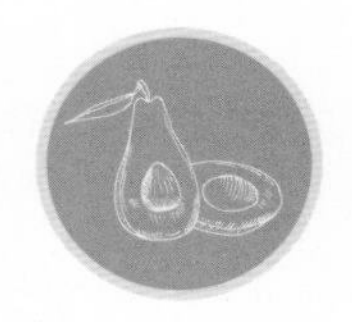

Choosing the Right Food

饭菜料理

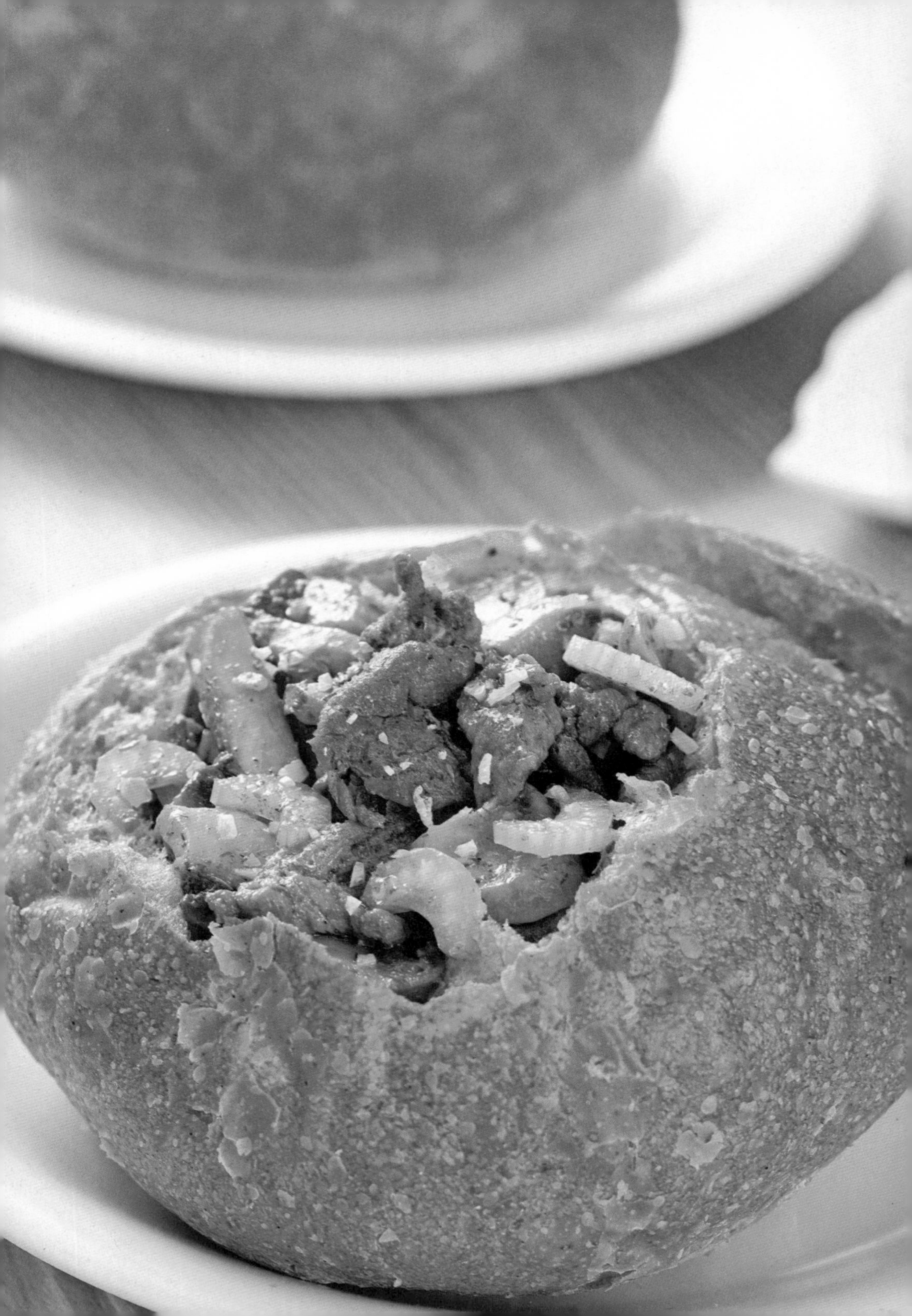

01 益气补虚——羊肉蔬菜盅

饭菜料理

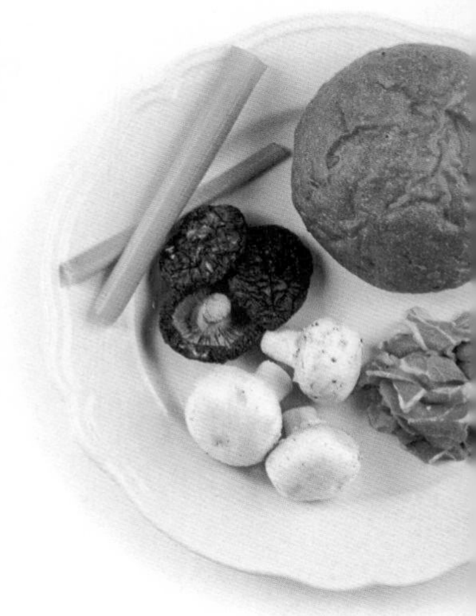

食　材：香菇 3 朵、口蘑 3 朵、西芹 1 根、羊肉 75 克、圆形法国面包 1 个

调味料：盐、调味香料、黄柠檬（取皮使用）、姜汁酱油（203 页）

做法：

1. 羊肉先用姜汁酱油腌至少 15 分钟，过程中记得将羊肉翻面；香菇泡发、去蒂、切片，口蘑切片；西洋芹切丁。圆形法国面包切除约 1/4，挖去内部的面包，当作盛装炒料的面包碗。
2. 热锅，用油先炒羊肉，加入调味香料拌炒一下，盛起备用。
3. 炒蔬菜料，加入调味香料和盐调味，加一点点水拌匀，盖上锅盖焖煮。
4. 最后加入步骤 2 炒好的羊肉，一起翻炒均匀，加入黄柠檬皮调味增添香气，放入面包碗中即完成。

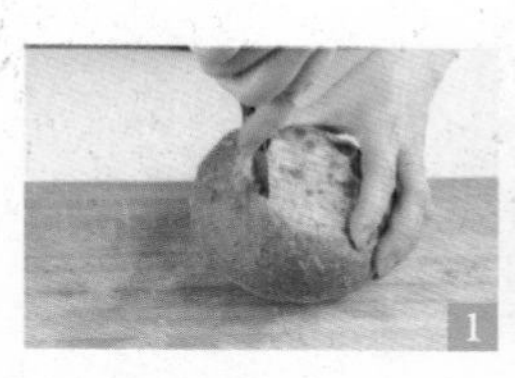

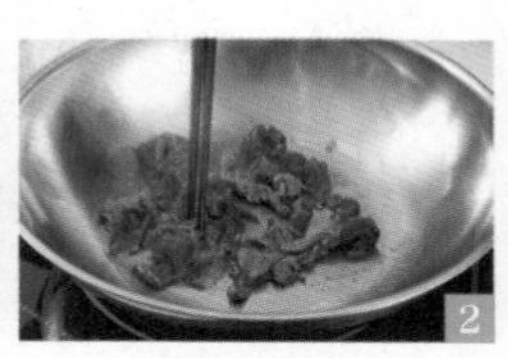

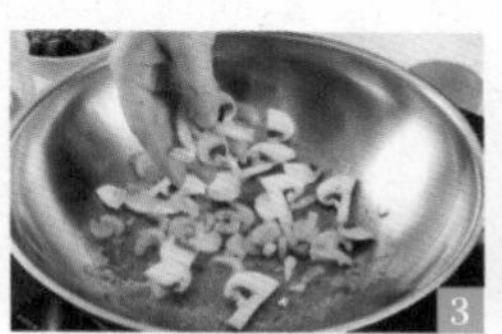

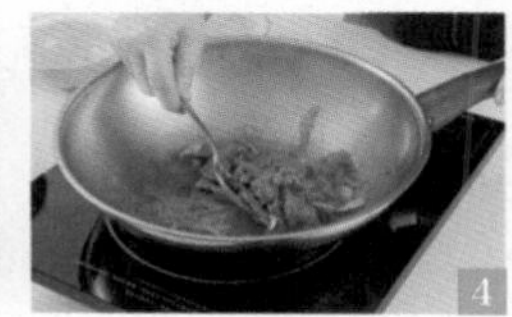

原料功效：

羊肉：对肾亏阳痿、腰膝酸软、气血两亏都有补益效果

香菇：扶正补虚，健脾开胃

口蘑：健脾补虚，宣肺止咳

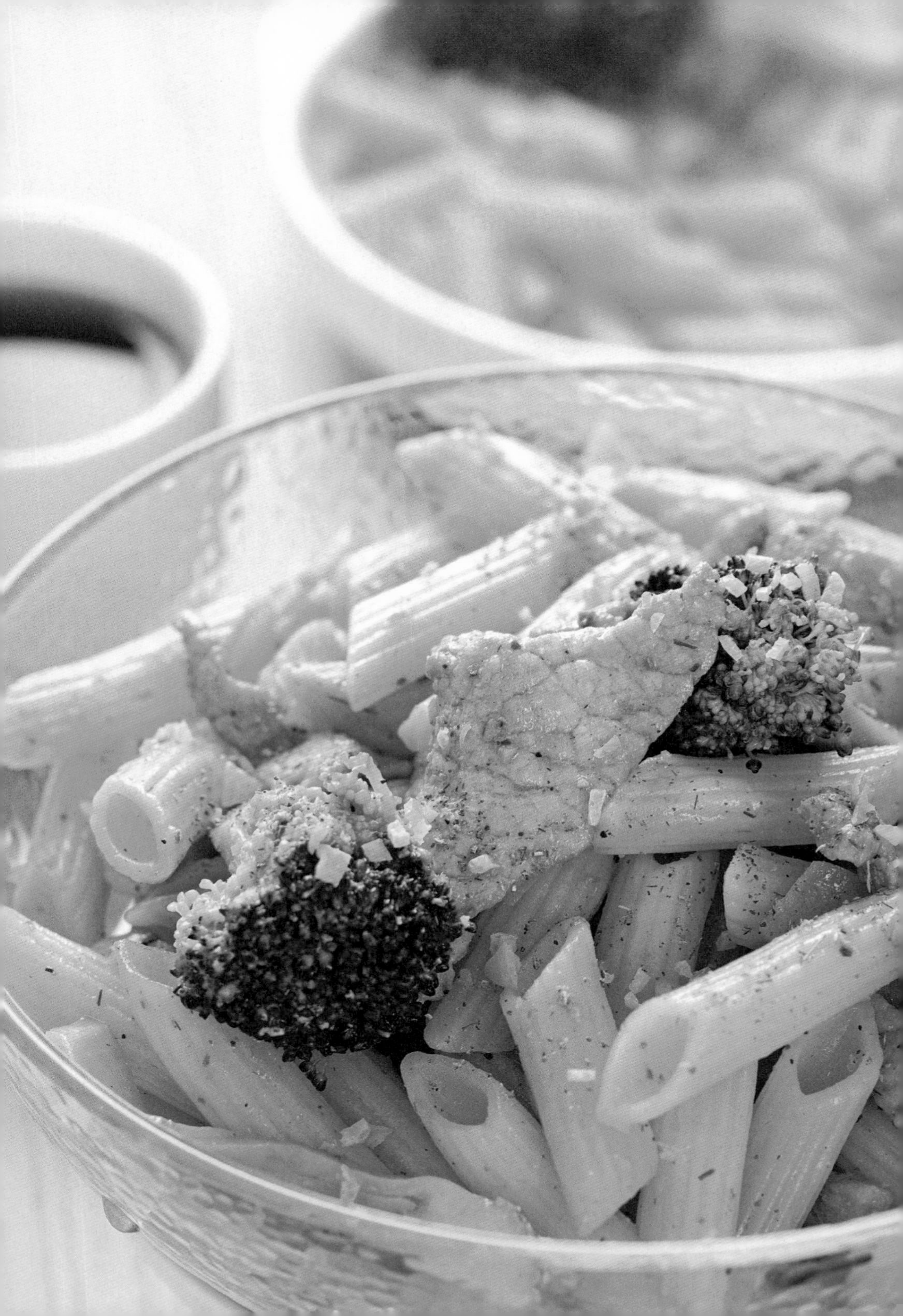

02 清新低卡——清蔬肉丝笔管面

饭菜料理

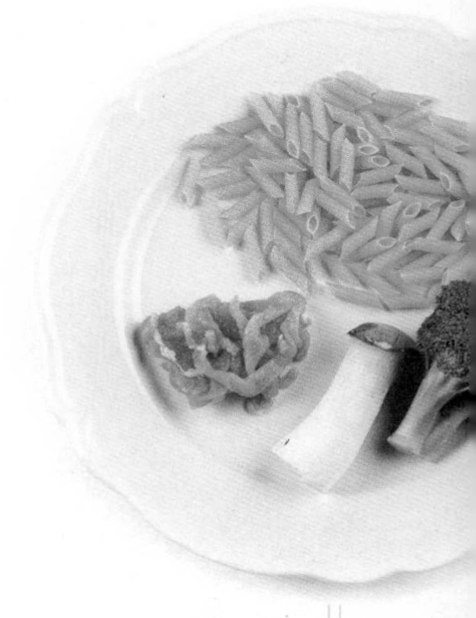

食　材：西蓝花 1/4 颗（约 50 克）、杏鲍菇 1 个、猪肉丝 75 克、笔管面 200 克

调味料：蚝油、黄柠檬（取皮使用）、姜汁酱油、调味香料

做法：

1. 西蓝花用流水冲净捞出，切小朵；杏鲍菇切长条；笔管面放入滚水中煮至七分熟，备用。

2. 猪肉丝先用姜汁酱油腌至少 15 分钟。热锅，用油先炒猪肉丝，加入调味香料调味，炒至表面变色，即可盛起备用。

3. 炒蔬菜料，可以加一点点水，缩短蔬菜炒熟的时间，也可降低锅的温度。

4. 炒好蔬菜后，将猪肉丝和笔管面放入锅中，加入蚝油，一起翻炒均匀。起锅前再加入黄柠檬皮调味增添香气。

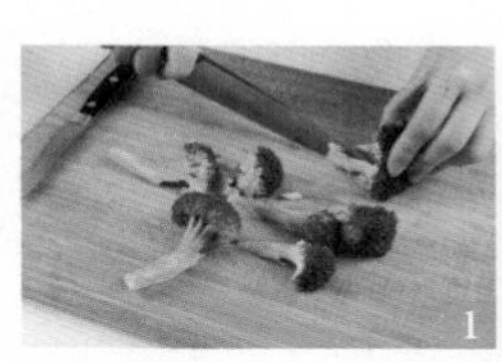
1

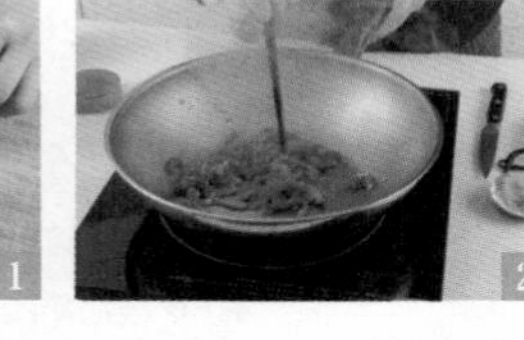
2

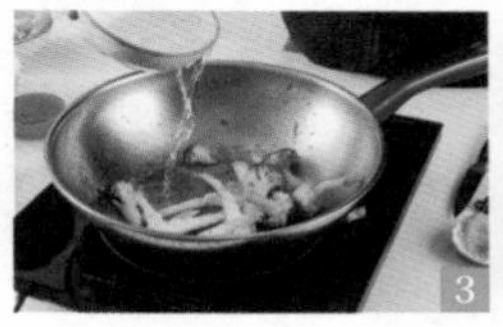
3

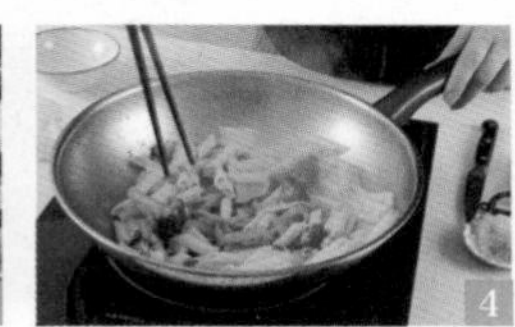
4

原料功效：

西蓝花：提高机体免疫力

杏鲍菇：润肠美容，有效降脂

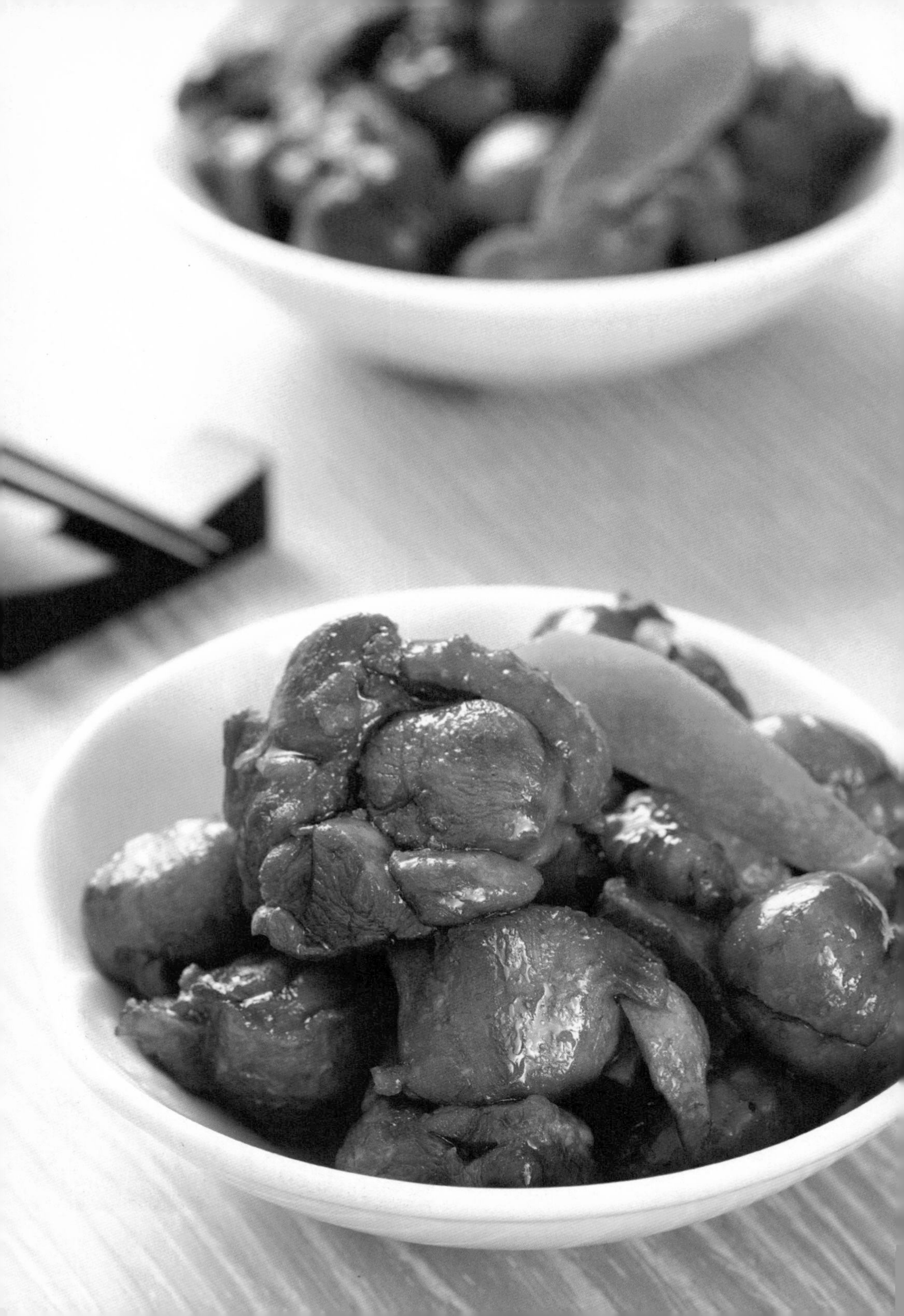

03 益肾补气——黄精栗子焖鸡

饭菜料理

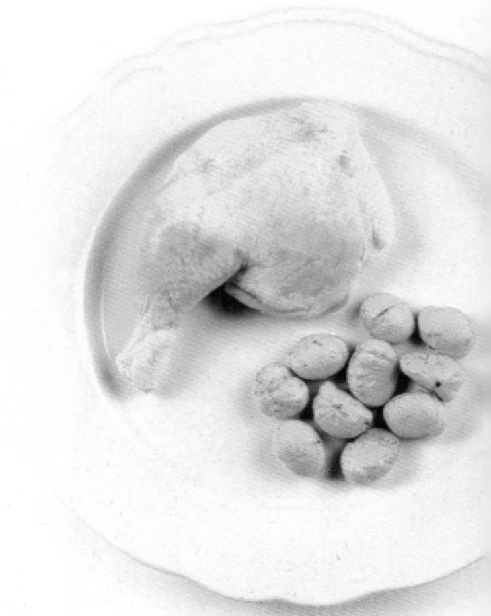

中药材：黄精 7.5 克

食　材：栗子 10 个、大鸡腿 1 只 、姜 1 小块

调味料：姜汁酱油

做法：

1. 鸡腿采买时，可先请肉贩帮忙去骨，并切成小块，或自行用剪刀剪去骨头。鸡腿肉要先以姜汁酱油腌至少 30 分钟；栗子先蒸熟；黄精冲洗后放入 1 杯水中，放入电饭锅蒸，外锅放 1.5 杯水，蒸出黄精汁。（普通蒸锅的话：黄精洗干净后放入一杯水中，隔水加热，蒸 20 分钟，捞出黄精。）
2. 姜切成片状，下锅爆香，加入鸡腿肉翻炒，直到鸡肉炒熟。
3. 蒸好的黄精滤出药材，将汤汁倒入炖锅中。
4. 加入蒸熟的栗子，盖上锅盖焖煮 10 分钟左右，即可上桌。

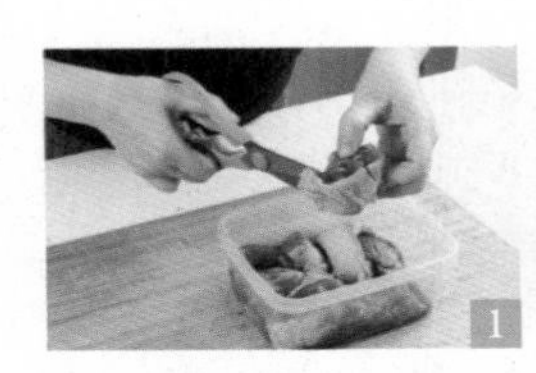
1

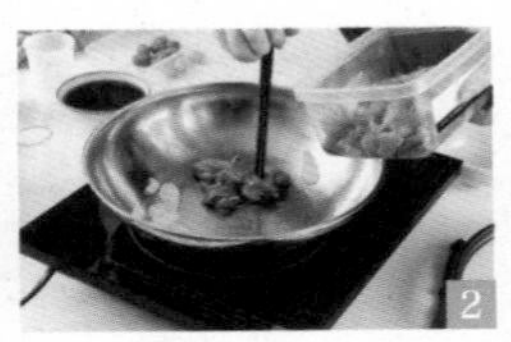
2

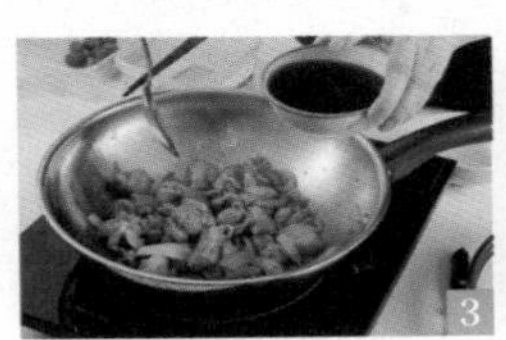
3

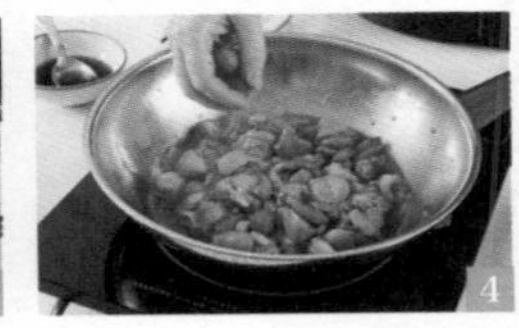
4

原料功效：

黄精：补气养阴，健脾，益肾

栗子：益气健脾，补肾强筋

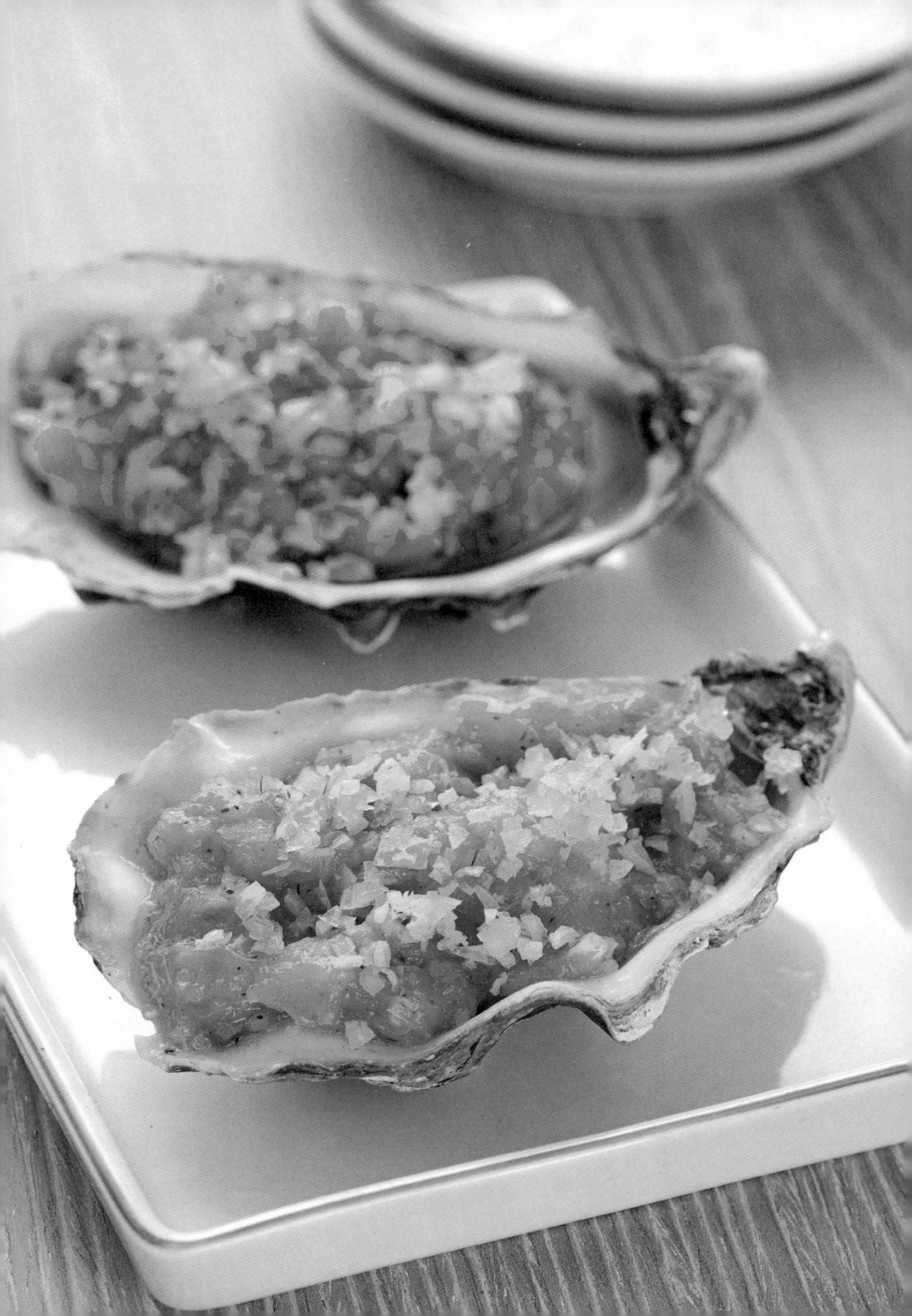

04 补肾益气——烤牡蛎

饭菜料理

食　材：南瓜 1/4 个、西芹半根、带壳牡蛎 5 ~ 7 个

调味料：盐、调味香料、橄榄油、黄柠檬（取皮使用）

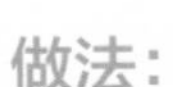

做法：

1. 西芹切丁。南瓜先用电饭锅蒸熟后取出南瓜肉，捣成泥。
2. 将西芹放入南瓜泥中搅拌均匀，同时加一点点橄榄油，增加口感，再加入适量的盐、调味香料调味。
3. 将带壳牡蛎的壳撬开，留下一面壳，把步骤 2 做好的填料平均铺排在牡蛎上，并撒上切好的黄柠檬皮丁。
4. 烤箱预热 10 分钟后，将牡蛎用铝箔纸包好，放入烤箱中以 200 摄氏度烤 15 分钟即完成。

★每个人家里烤箱的功率不太相同，建议多尝试几次，找出最适合烤牡蛎的温度。

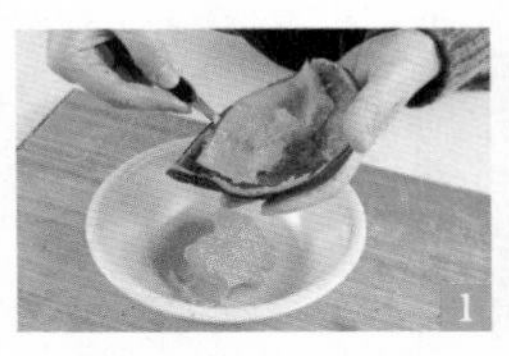
1

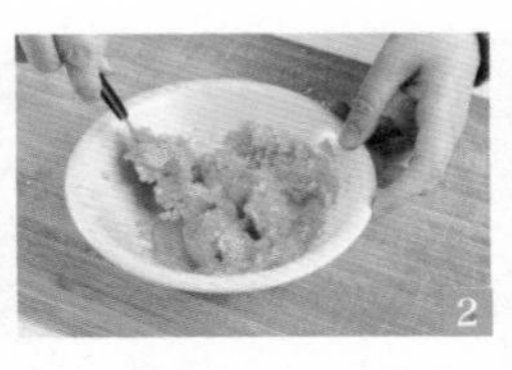
2

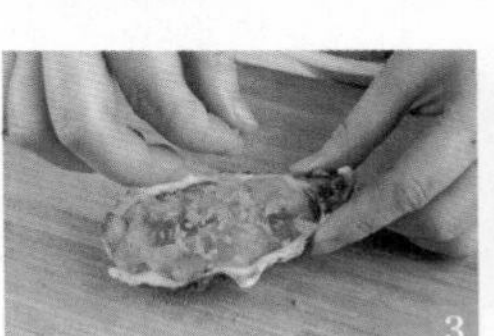
3

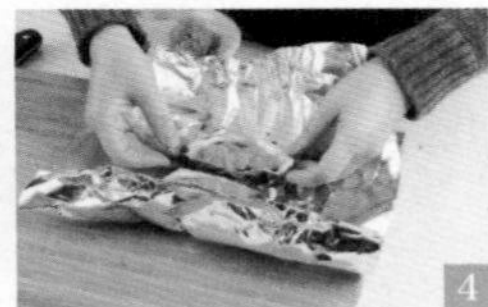

4

原料功效：

南瓜：益气养胃

牡蛎：重镇安神，潜阳补阴

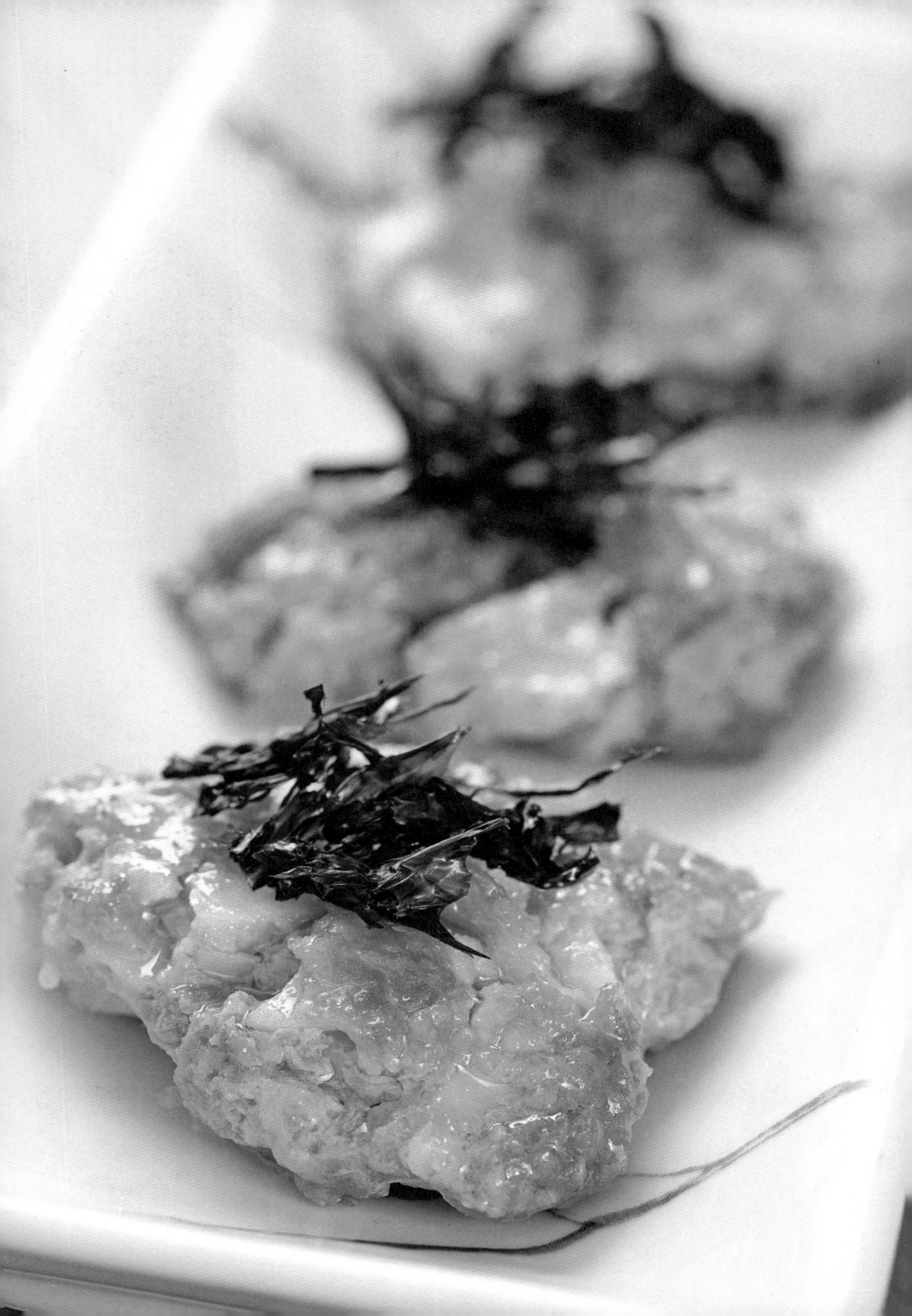

05 益肺生津——香煎肉饼

饭菜料理

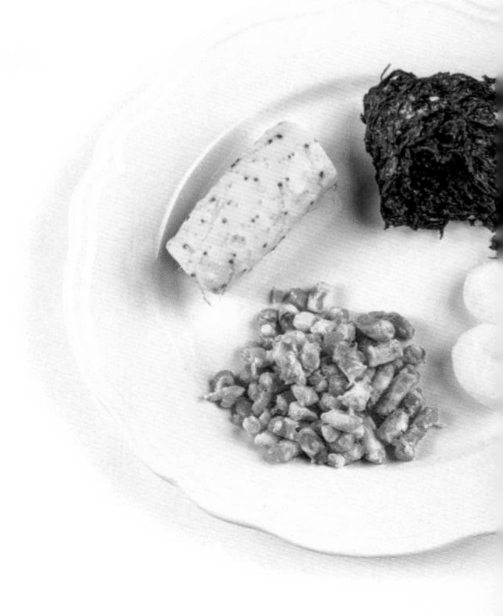

食　材：干紫菜半碗（约 10 克）、山药半碗（约 100 克）、猪绞肉 75 克、马蹄 2 个

调味料：姜汁酱油

做法：

1. 猪绞肉用姜汁酱油腌 15 分钟以上；马蹄切丁；山药切碎丁。
2. 摔打腌好的猪绞肉，至碗里的肉不会散开为止。
3. 将马蹄与山药加入猪绞肉中，搅拌均匀。
4. 将猪绞肉马蹄山药泥整理成圆饼状，放入平底锅中用小火煎熟。上桌前，再摆放上干紫菜即可。

原料功效：

马蹄：清热生津，化痰，消积

山药：健脾养胃，生津益肺，补肾涩精

紫菜：提高机体免疫力，含碘量高

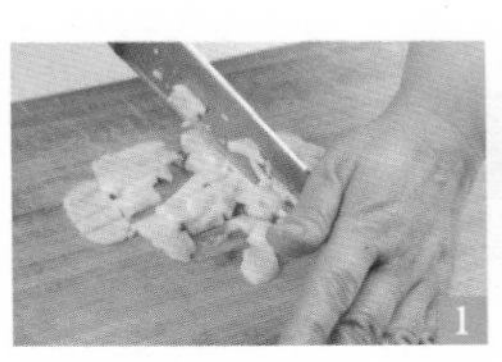

1

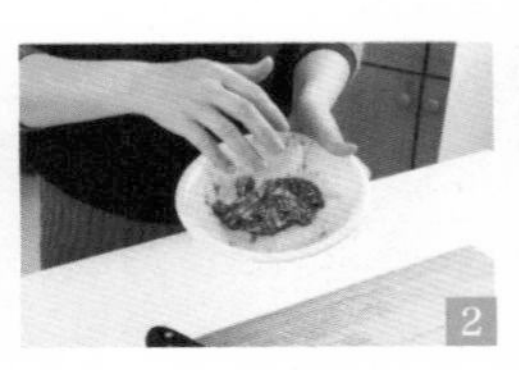

2

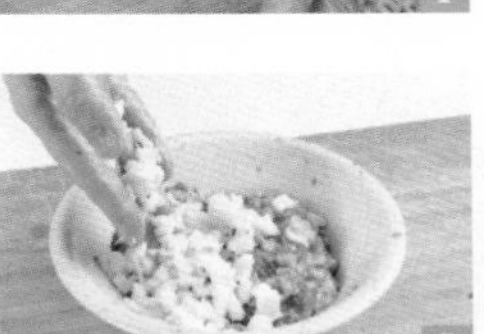

3

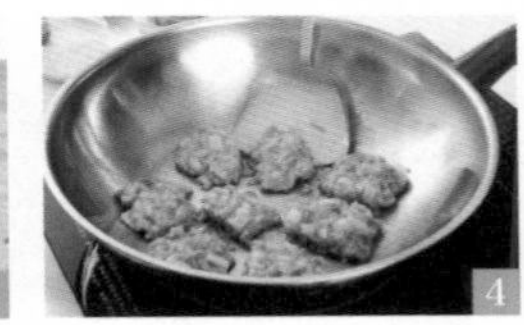

4

Choosing the Right Food

健康地吃：

家庭饮食调理指南

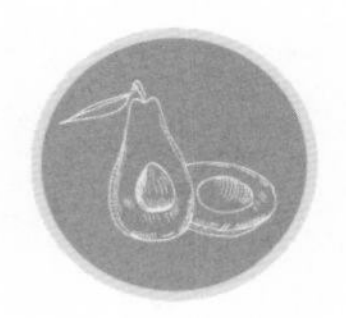

Choosing the Right Food

汤粥主食

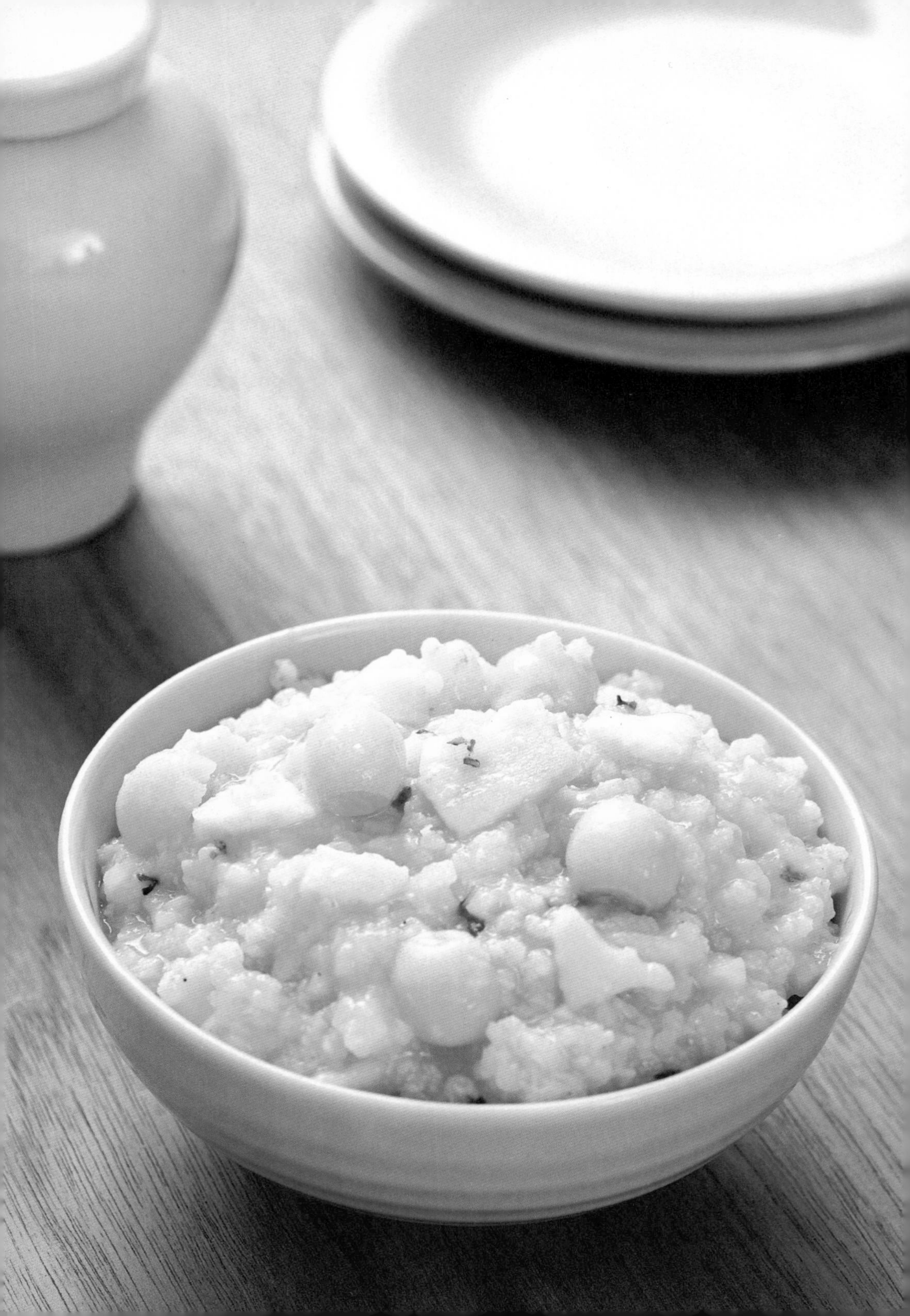

01 温肺安神——
莲子茯苓桂花小米粥

汤粥主食

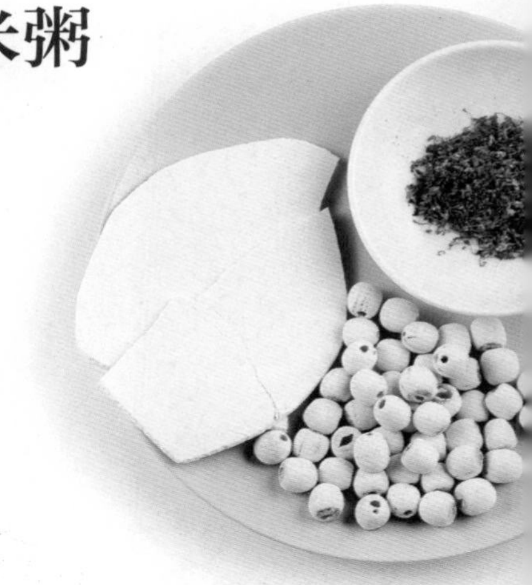

中药材：莲子 37.5 克、茯苓 1 片（约 15 克）、桂花 1 匙（约 5 克）

食　材：小米 1 杯（约 180 克）、白米半杯（约 90 克）

调味料：黄砂糖

做法：

1. 茯苓泡软后掰成小片；莲子、桂花用清水冲洗过滤出备用。白米、小米淘洗干净。
2. 将白米、小米放入锅中，加入莲子、茯苓与桂花后，再放入适量水，大火煮滚后，转小火续煮 40 ～ 60 分钟即可。食用时可视个人口味，添加黄砂糖调味。

原料功效：

莲子：养心安神

茯苓：利心渗湿，健脾，宁心

桂花：暖胃，平肝理气

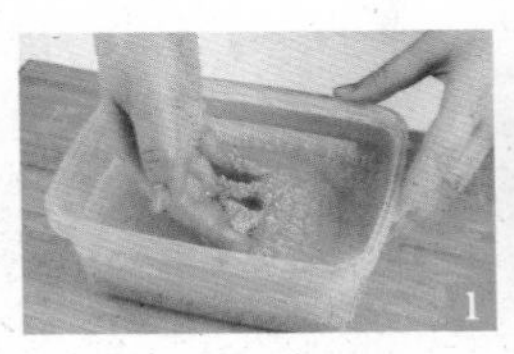

1

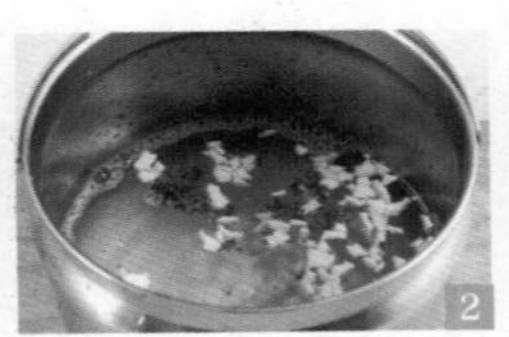

2

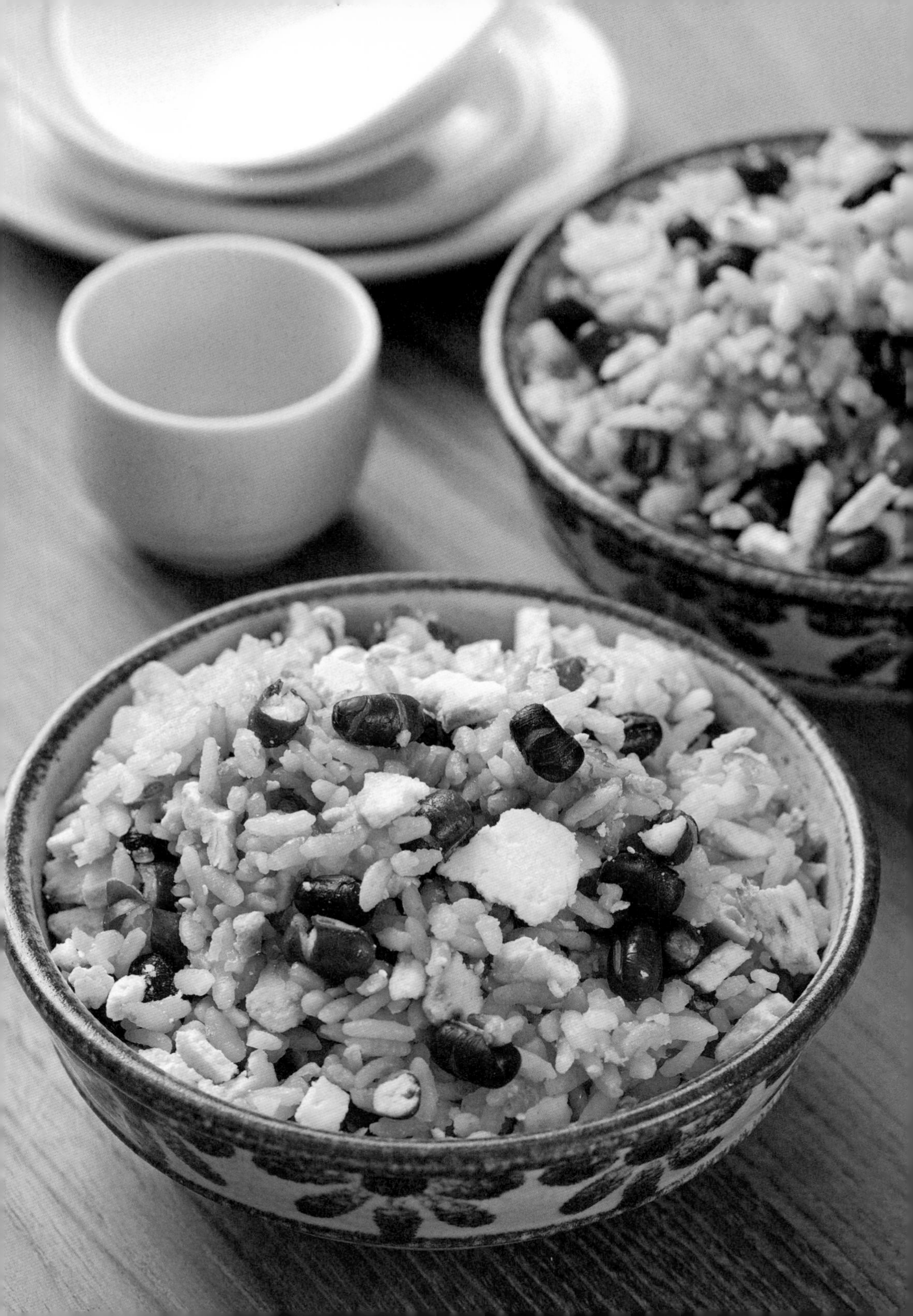

02 宁心消水肿——红豆茯苓饭

汤粥主食

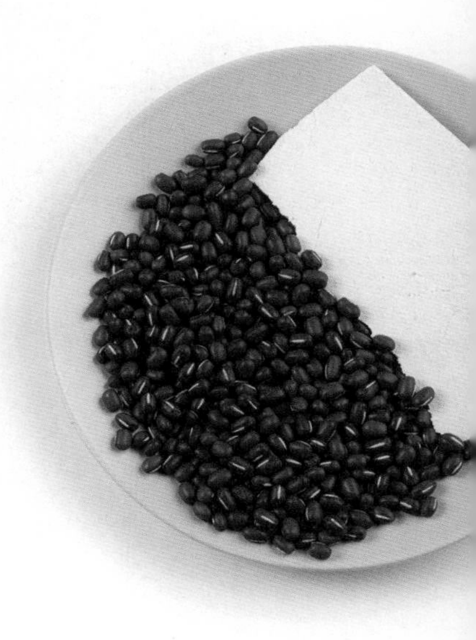

中药材：红豆半杯（约 90 克）、茯苓 1 片（约 15 克）

食　材：白米 1 杯（约 180 克）

做法：

料理前一晚先将红豆、茯苓分别泡水。将泡过一晚的茯苓掰成指甲大小的碎片。白米洗净，加入红豆、茯苓，加水至 2 杯米量的位置，用电饭锅烹煮即可。

原料功效：

红豆：理气活血

茯苓：利心渗湿，健脾，宁心

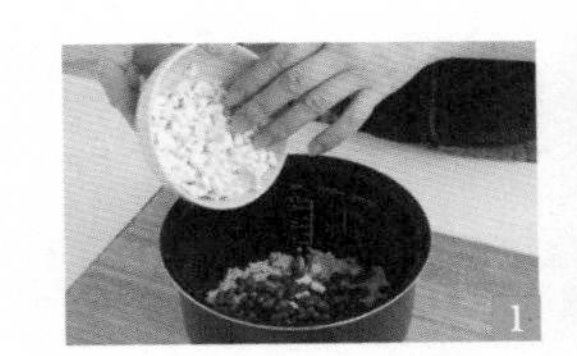

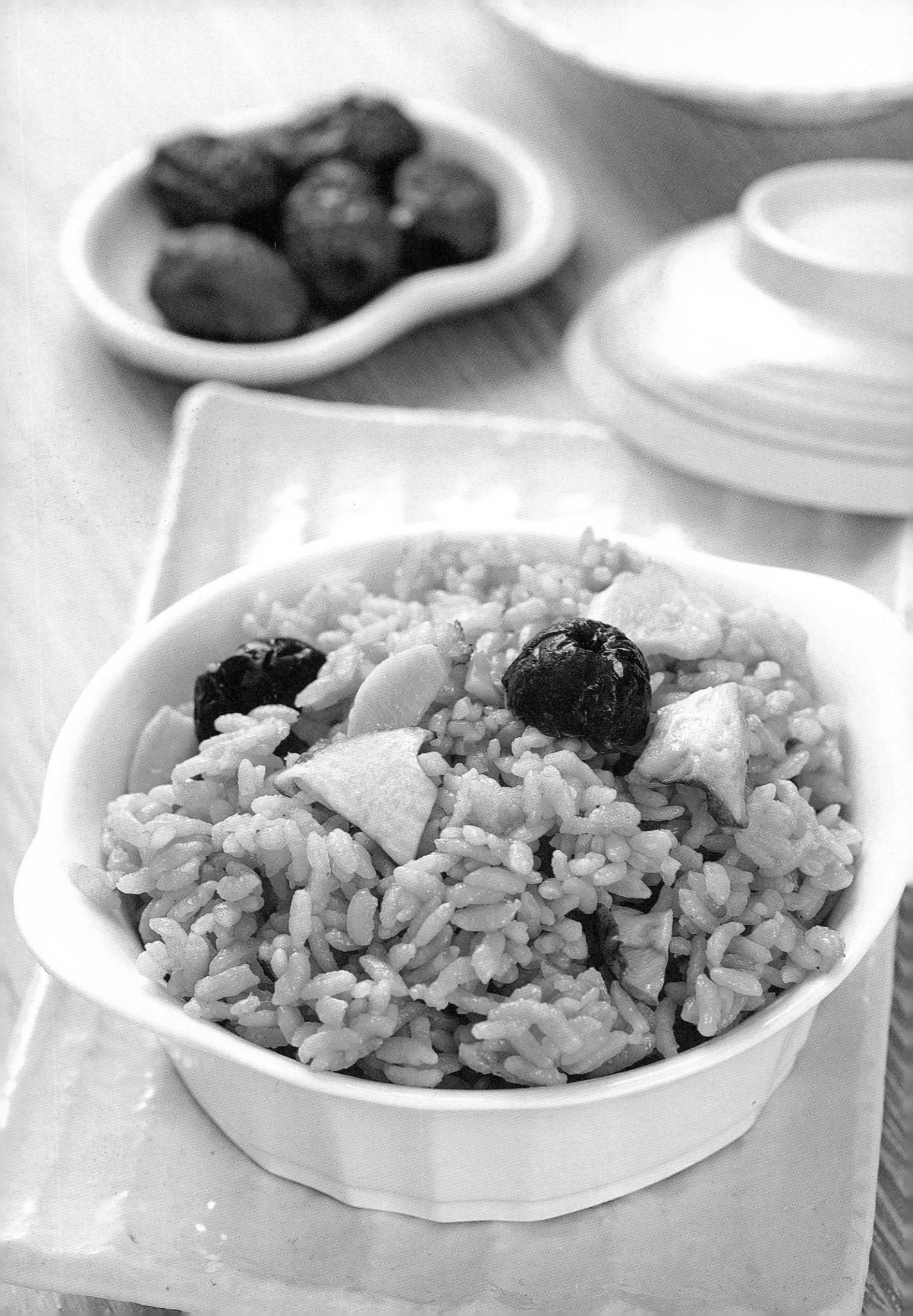

03 补中益气——

汤粥主食 黄精杜仲杏鲍菇蒸饭

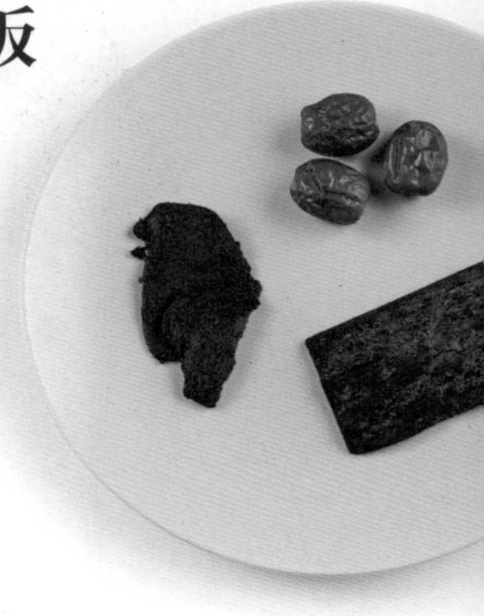

中药材：黄精 7.5 克、杜仲（炒过的）7.5 克、红枣 3 个

食　材：杏鲍菇 2 条、白米 2 杯（约 360 克）

做法：

1. 杏鲍菇切片；药材用清水洗净；红枣去核。
2. 药材掰成小块后放入一杯水中，放蒸锅中隔水加热，蒸 30 分钟。
3. 蒸好后，取出药材，留下汤汁，倒入洗净的白米中。
4. 放入杏鲍菇、红枣，利用药材的汤汁来煮饭。

原料功效：

黄精：补气养阴，健脾，益肾

杜仲：治腰脊痛，补中益精气，坚筋骨，除阴下痒湿，小便余沥

红枣：补中益气，养血安神

杏鲍菇：润肠美容，有效降脂

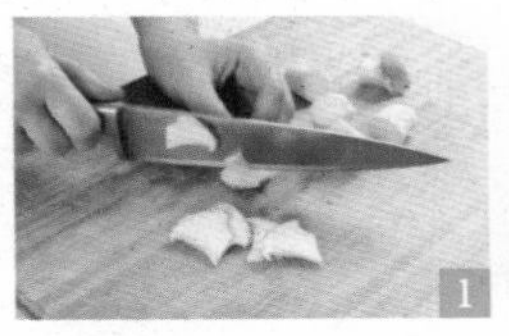
1

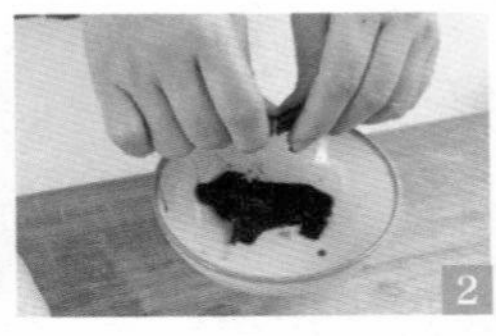
2

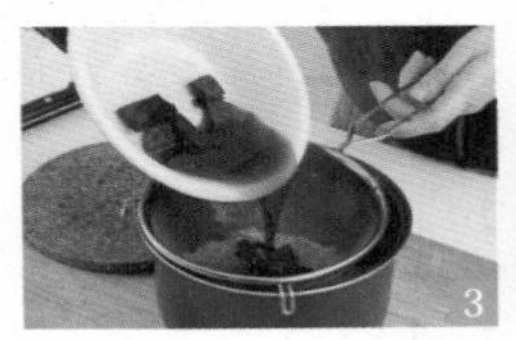
3

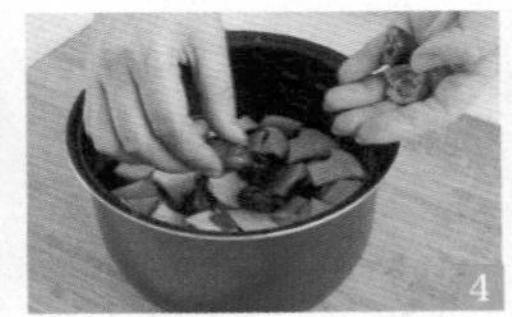
4

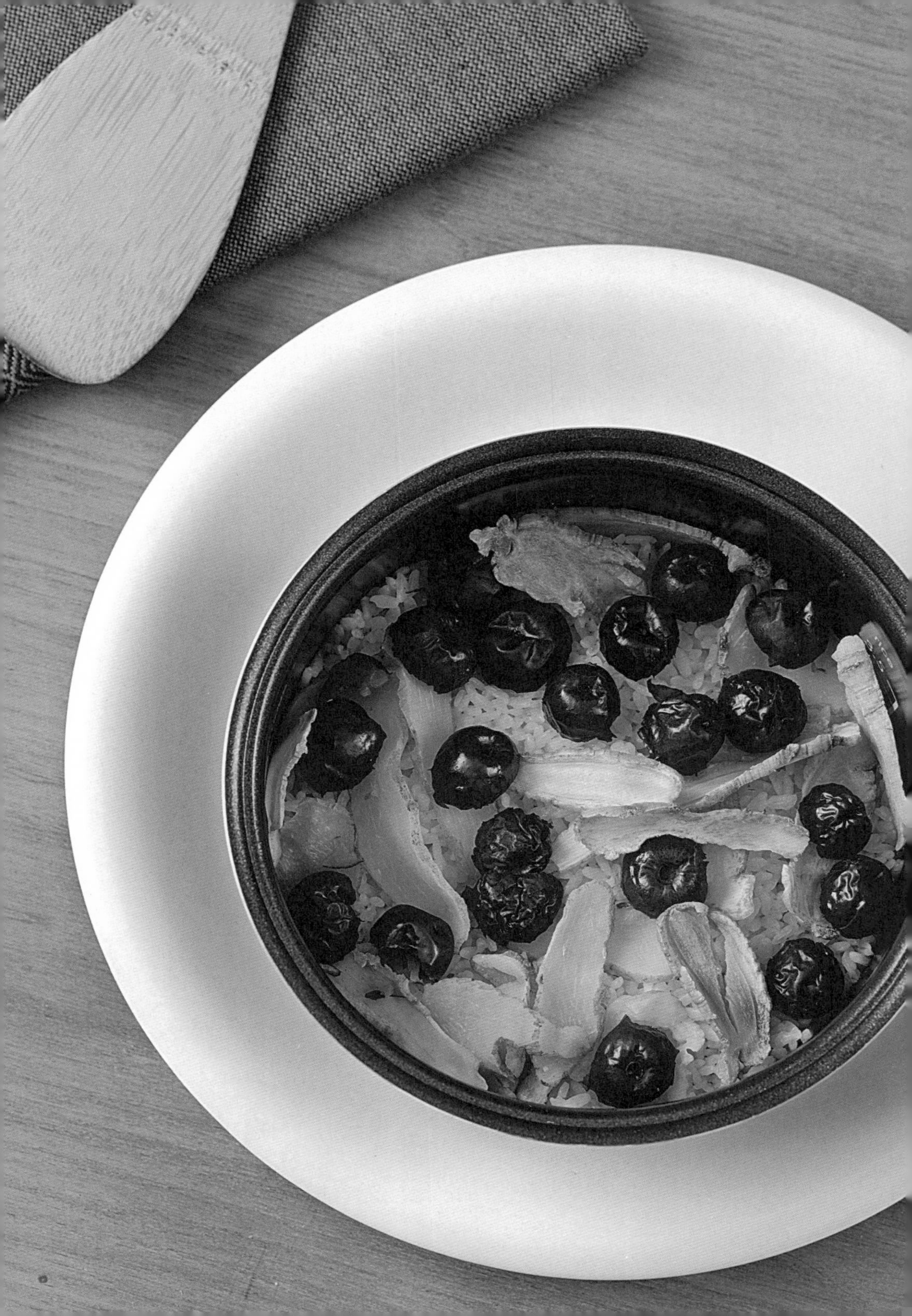

04 补气润颜——

汤粥主食

玉竹西洋参红枣蒸饭

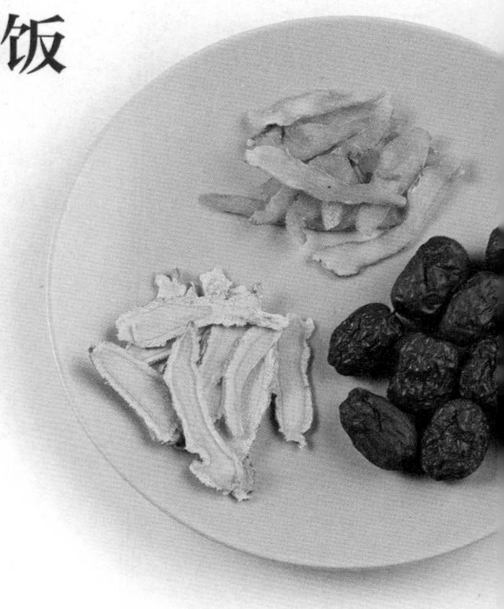

中药材：玉竹 7.5 克、西洋参 7.5 克、红枣 10 个

食　材：白米 2 杯（约 360 克）

做法：

药材用清水洗净，红枣去核。白米洗净，加入药材，再加适量水，放入电饭锅烹煮即可。

原料功效：

玉竹：养阴润燥

西洋参：补气养阴，清热生津

红枣：补中益气，养血安神

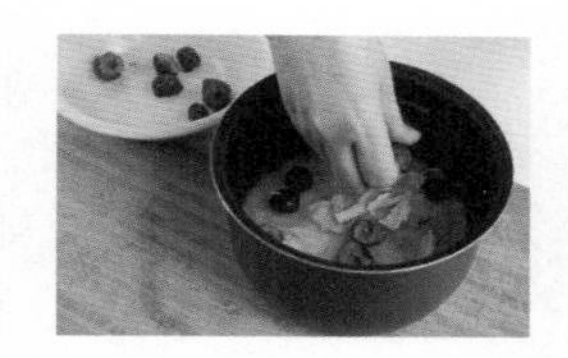

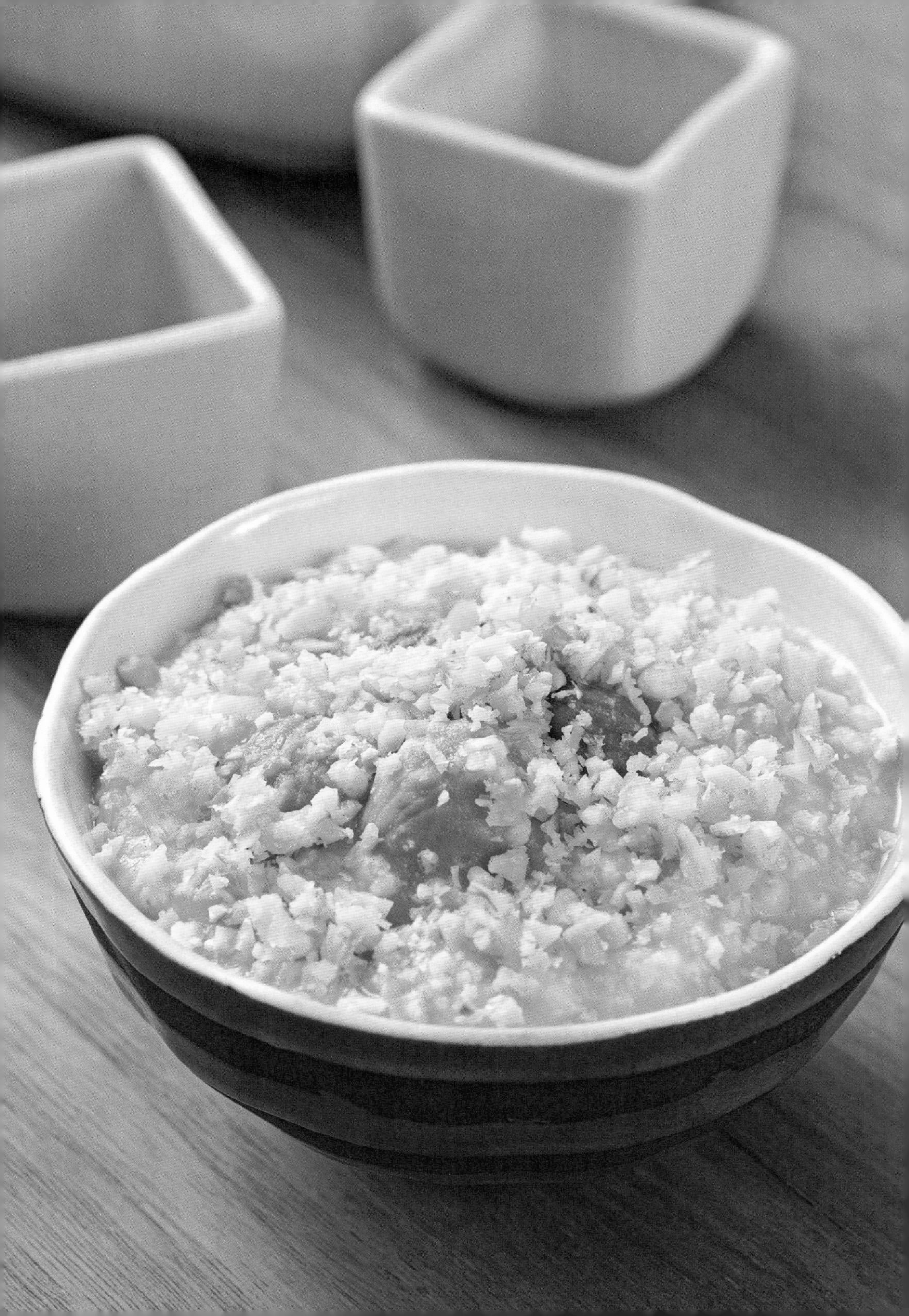

05 养胃补肾——栗子核桃小米粥

汤粥主食

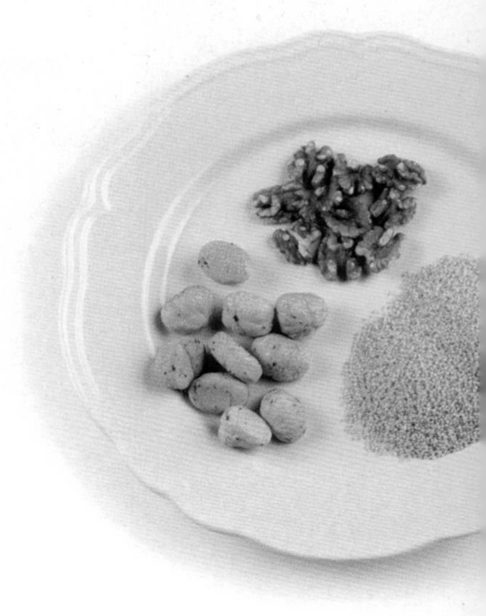

食　材：栗子 10 个、核桃仁 10 个、小米 1 杯（约 180 克）

做法：

1. 小米淘洗干净；栗子也清洗干净；核桃仁切碎丁。
2. 锅内放入淘洗过的小米，再加入 7 杯水，放入栗子，以大火煮滚后，转小火续煮 40 ~ 60 分钟。煮好后，上桌的时候再加点核桃碎丁即可。

★ 煮这道小米粥时，要记得不时搅拌一下哟！

原料功效：

栗子：益气健脾，补肾强筋

核桃仁：补肾，温肺，润肠

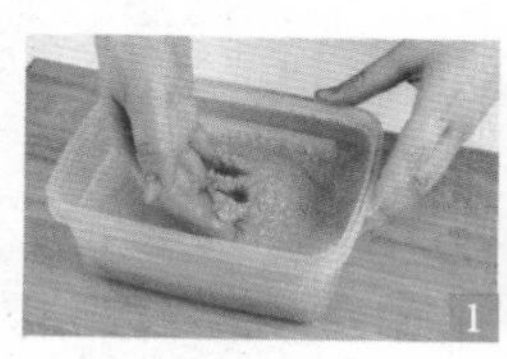

1

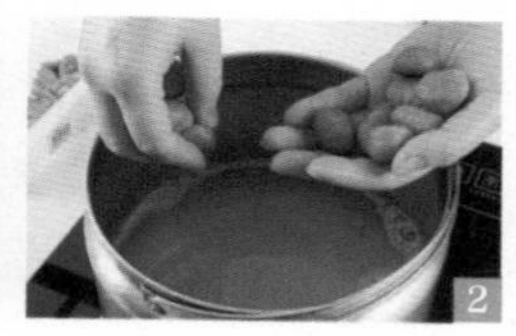

2

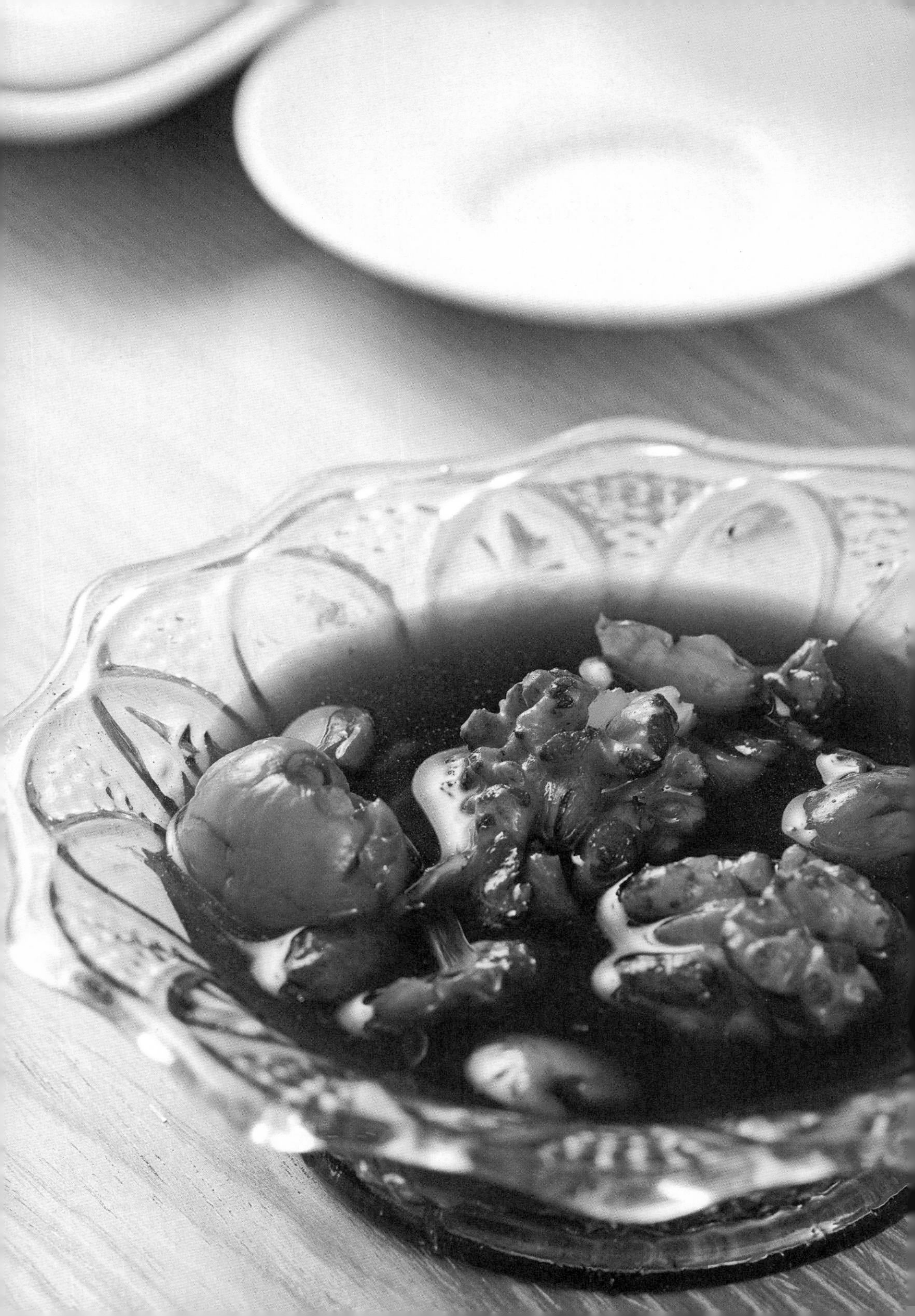

06 补精固肾——核桃桑葚桂圆汤

汤粥主食

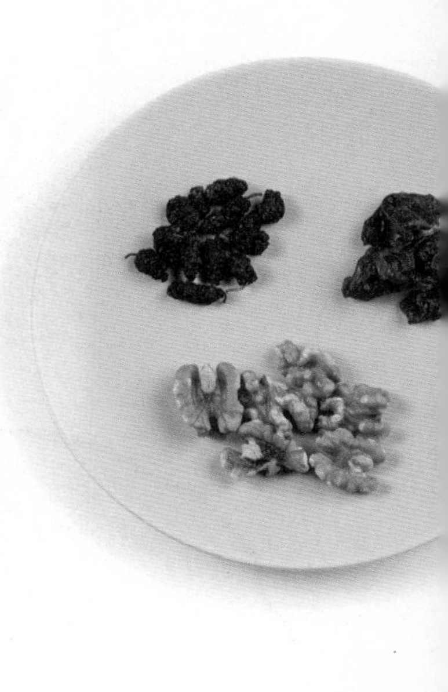

中药材：五味子 2 克

食　材：核桃仁 12 克，黑桑葚 10 克，桂圆肉 10 克

调味料：冰糖

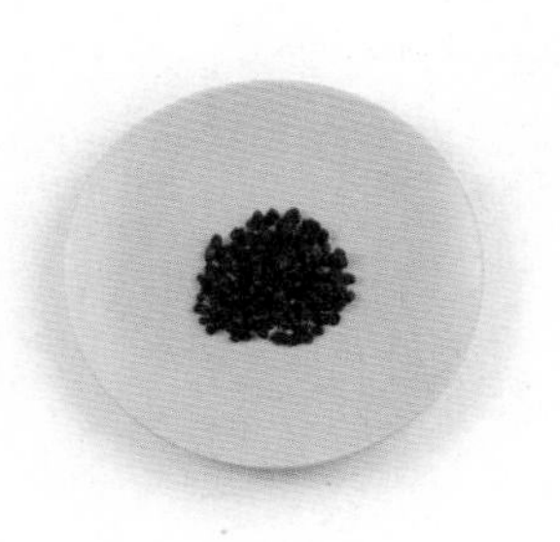

做法：

1. 五味子、黑桑葚先以清水冲净，再装进滤茶袋中。
2. 电饭锅内加 2 杯水，蒸碗中放 2 杯水，把所有食材放入碗中，放入电饭锅蒸。蒸好后，把滤茶袋取出，即可食用。食用时，可加点冰糖调整汤品的味道。

原料功效：

五味子：收敛固涩，益气生津，补肾宁心

核桃仁：补肾，温肺，润肠

桑葚：主肝肾不足和血虚精亏的头晕目眩，须发早白

桂圆：补益心脾，养血安神

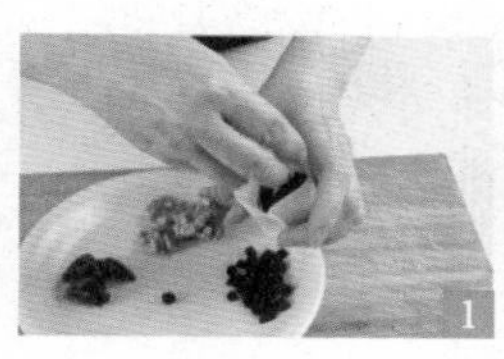

1

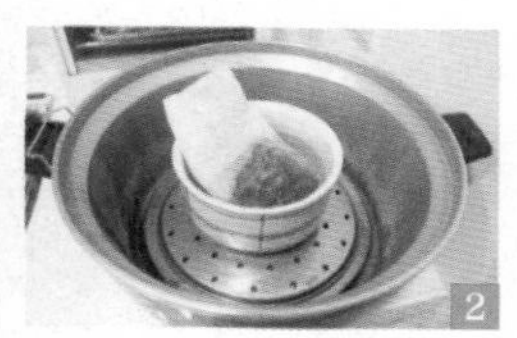

2

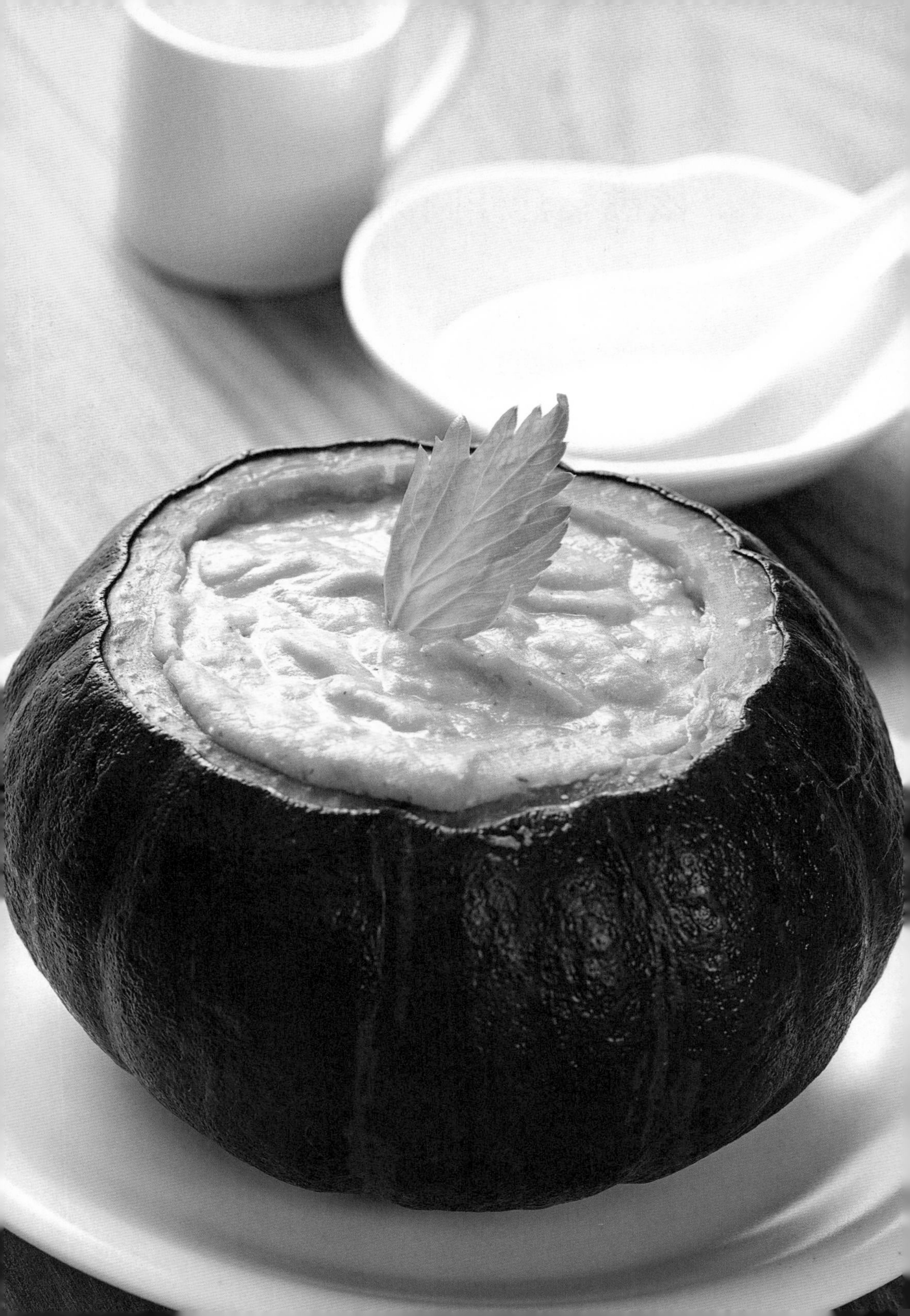

07 健脾益肾——

汤粥主食

芡实茯苓南瓜浓汤

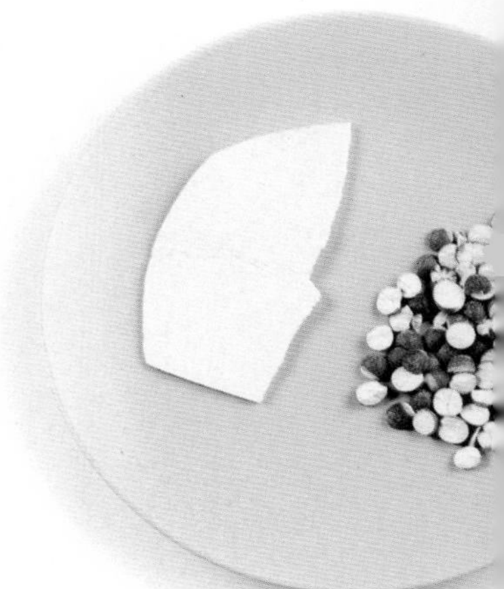

中药材：芡实 7.5 克、茯苓 7.5 克

食　材：栗子南瓜 1 个、清蔬休养鸡汤 2 碗（约 400 克，做法在 207 页）

调味料：盐

做法：

1. 前一晚先将茯苓浸水泡软，掰成指甲大小的碎片；将整个南瓜切去上缘约 1/4，将剩下的南瓜整个放入电饭锅中蒸熟。取 2 碗清蔬休养鸡汤，将茯苓和芡实放入同煮，煮 30 分钟左右，或煮至芡实开花的时候，即可关火放凉。
2. 用汤匙挖出蒸好的南瓜肉，并将南瓜子从南瓜泥中挑出。记得边缘留下 0.5 ~ 1 厘米的距离。
3. 将南瓜泥和煮好的芡实茯苓汤一起放入果汁机中搅打成泥状，过程中可尝试口感和味道，依个人喜好决定盐的分量和搅打的时间。
4. 将搅打好的南瓜泥放回挖空的南瓜中即可。

原料功效：

芡实：益肾固精，补脾除湿

茯苓：利心渗湿，健脾，宁心

南瓜：益气养胃

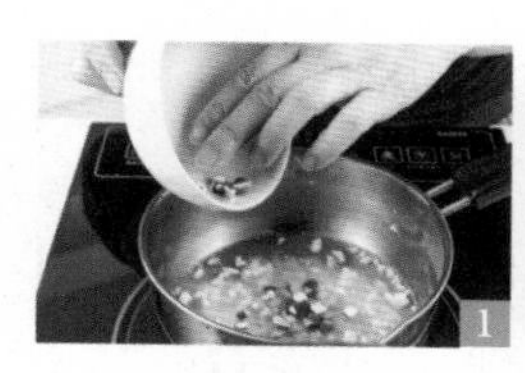

1

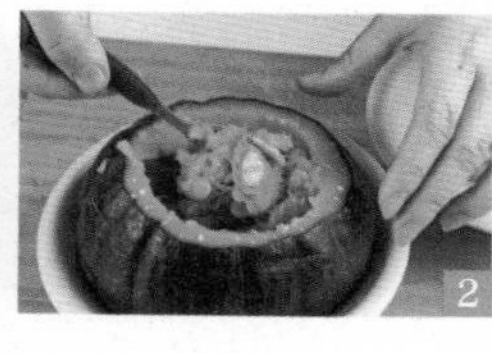

2

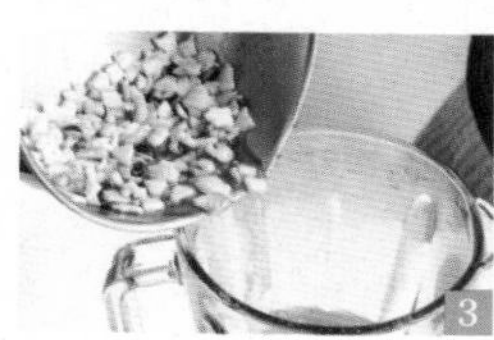

3

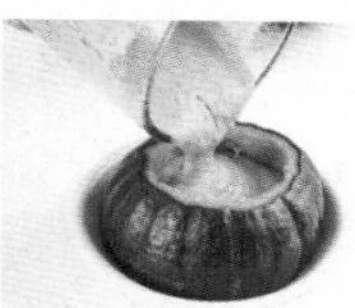

4

Choosing the Right Food

健康地吃:

家庭饮食调理指南

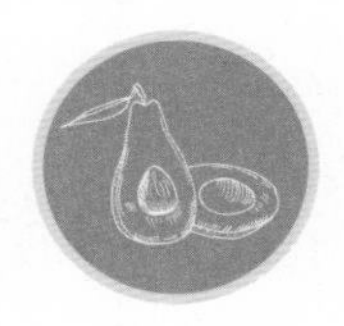

Choosing the Right Food

Tony主厨海味料理——简单美味的五星级营养料理

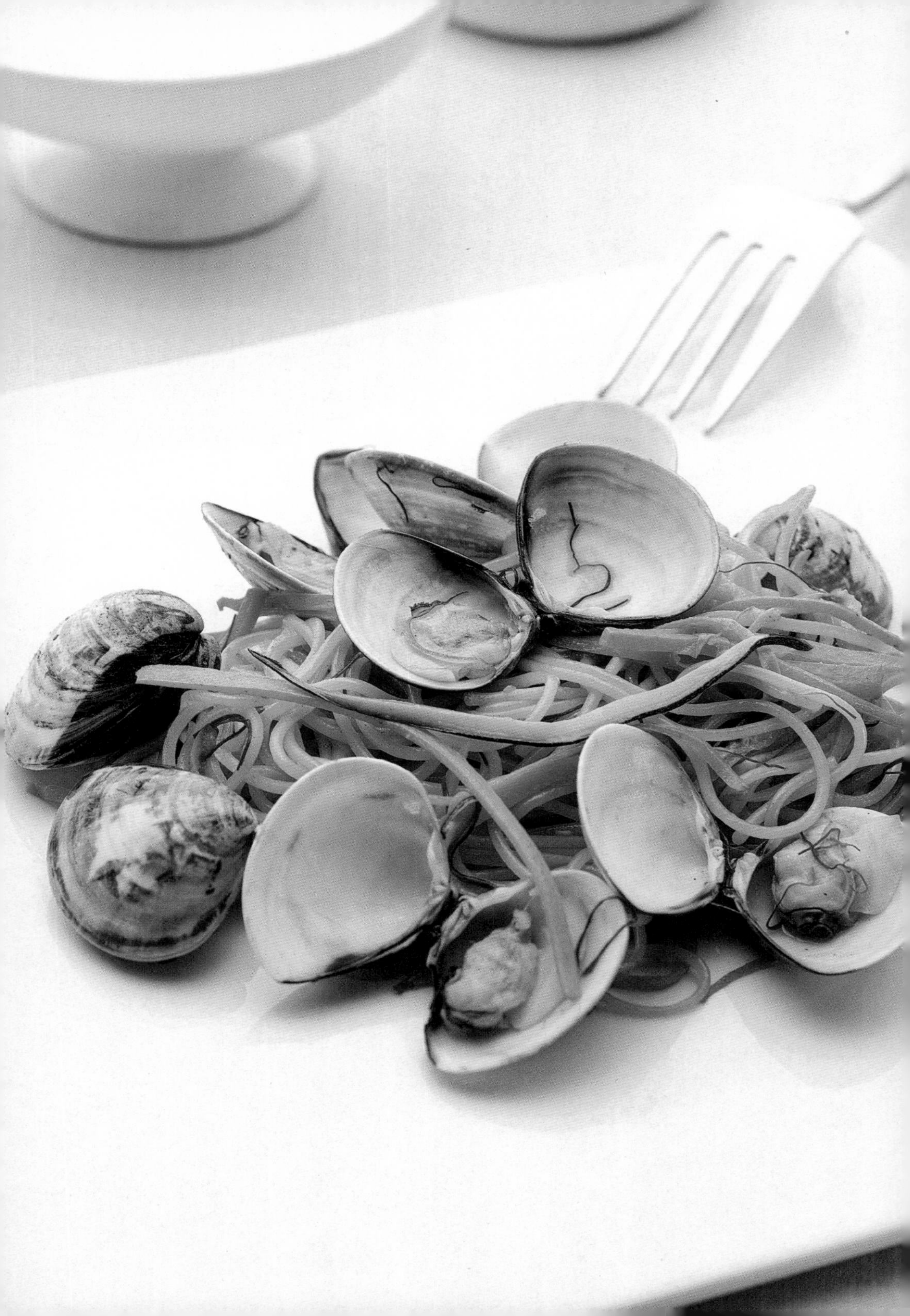

01 滋阴润燥——蛤蜊栉瓜意面

Tony 主厨
海味料理

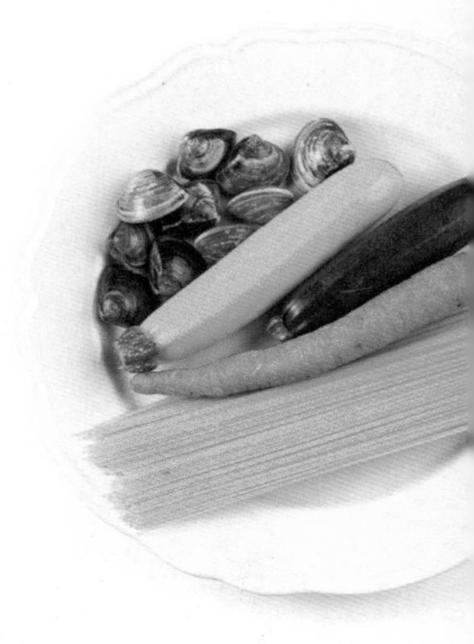

中药材：西红花少许

食　材：蛤蜊约 10 个、意大利面 200 克、黄绿栉瓜各 1/4 条、胡萝卜 1/4 条

调味料：盐、白酒 1 杯（约 180 克）

做法：

1. 先烧热一汤锅水，水滚之后再下意大利面，煮至个人喜爱的口感即可。
2. 煮面的同时，将栉瓜、胡萝卜切成条状。
3. 在烧热的平底锅内放入油，再放入蛤蜊翻炒，等到有一两个蛤蜊开口时，放入切好的蔬菜，再加入白酒，盖上锅盖焖煮 1 ~ 2 分钟。
4. 将煮好的意面捞起，放入锅中跟炒好的菜混合，加点盐调味，并取出 1 碗煮面水倒入平底锅中一起翻炒，借此让所有食材的味道相互融合。起锅前加入西红花，搅拌均匀之后即可盛盘。

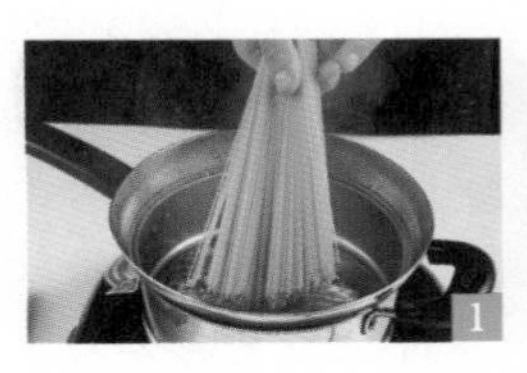
1

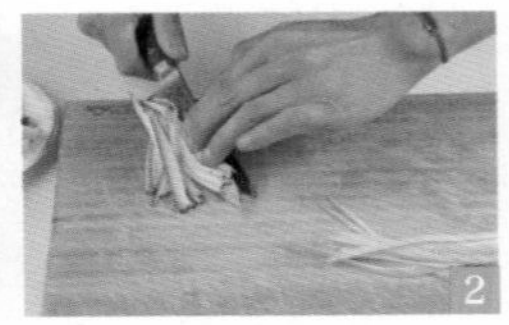
2

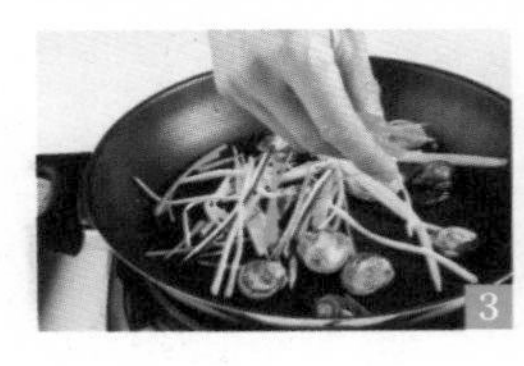
3

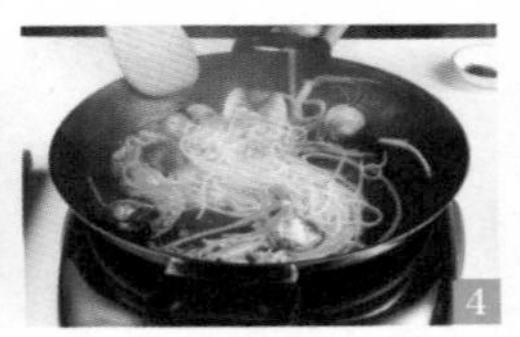
4

原料功效：

蛤蜊：滋阴，利水，化痰

西红花：活血化瘀，解郁安神

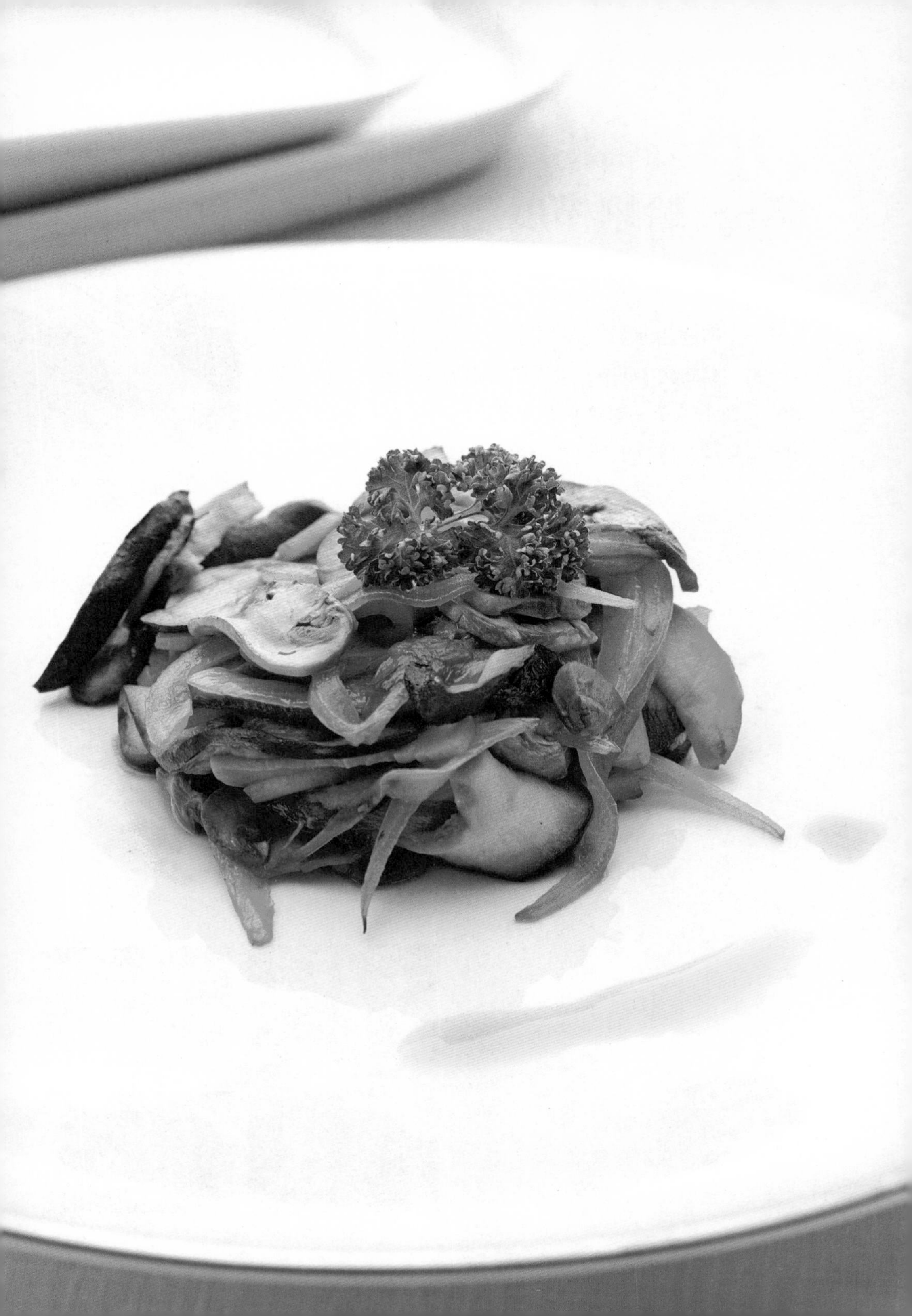

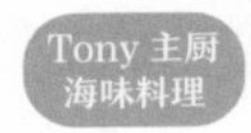

02 益气低卡——综合炒菇佐意大利红酒醋

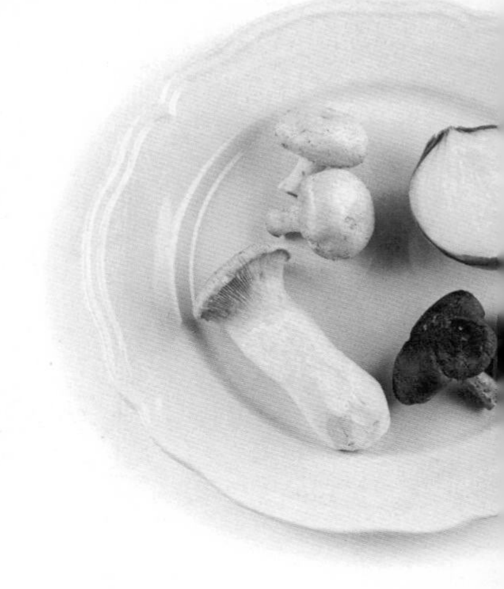

食　材：口蘑 2 个、杏鲍菇 1 个、新鲜香菇 2 朵、洋葱半颗

调味料：意大利红酒醋、盐

做法：

1. 洋葱切丝，菇类切片。
2. 热锅，先将洋葱丝炒香，再加入菇类，炒到食材都软熟即可。
3. 加入红酒醋及盐调味，即可盛盘。家中若有烤箱，可放入 170 摄氏度的烤箱中，烤 6 分钟，会更美味。

Tony 小提醒：讲究一点的人，可以撕去蘑菇的外皮，口感会更精致。

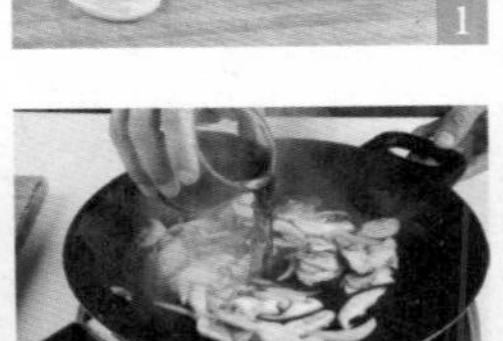
1

原料功效：

口蘑：健脾补虚，宣肺止咳

杏鲍菇：润肠美容，有效降脂

香菇：扶正补虚，健脾开胃

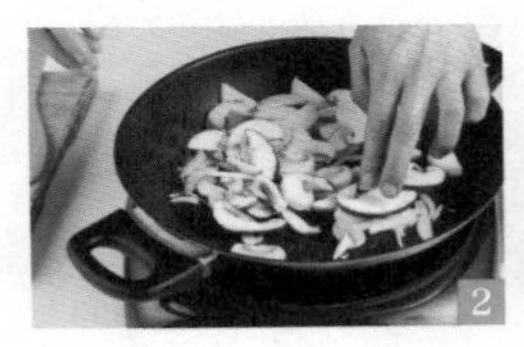
2

3

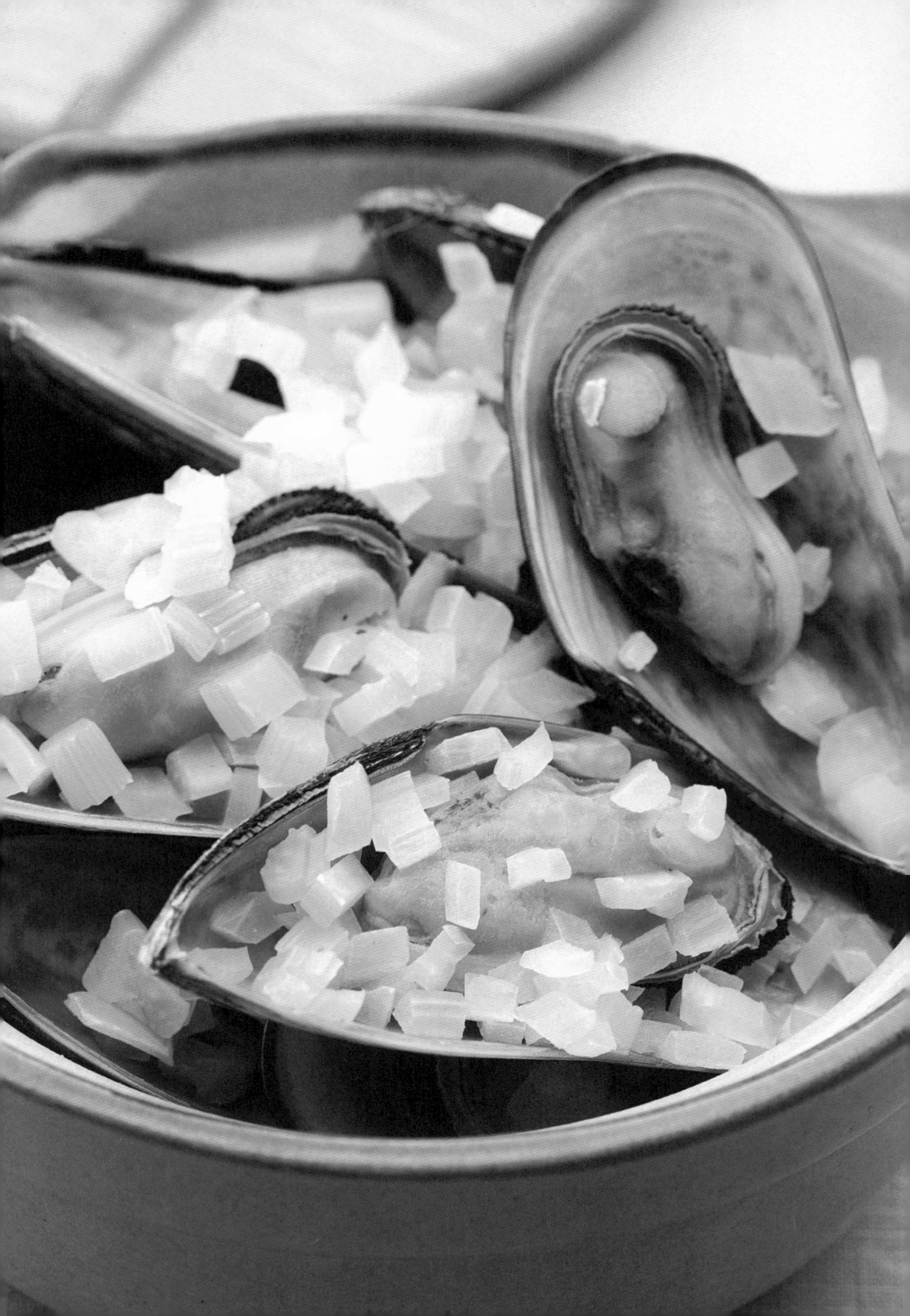

03 养精活血——白酒蒸贻贝

Tony 主厨
海味料理

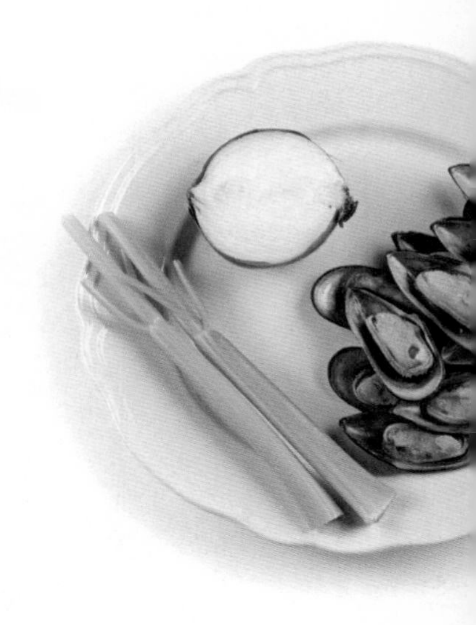

食　材：贻贝 300 克（或 12 个）、洋葱半个、西芹 2 根

调味料：白酒、盐

做法：

1. 洋葱切丁，西芹撕去外皮后也切成丁状。
2. 在深锅内放入洋葱丁和西芹丁，用油炒出香味后，放入贻贝翻炒。
3. 翻炒均匀后，加入白酒，加点盐调味，盖上锅盖焖煮 3 分钟即可盛盘。

Tony 小提醒：这道菜需要深一点的锅，平底锅并不适合哟。

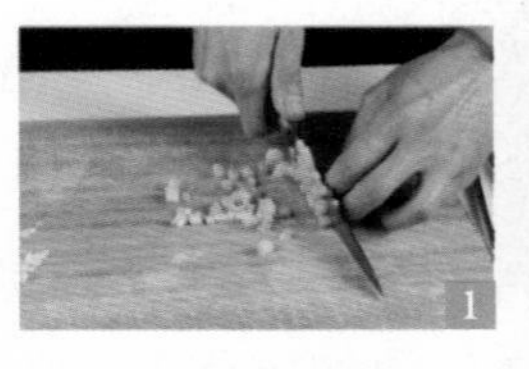

1

原料功效：

贻贝：补肝肾，益精血

白酒：活血通脉，消除疲劳，御寒提神

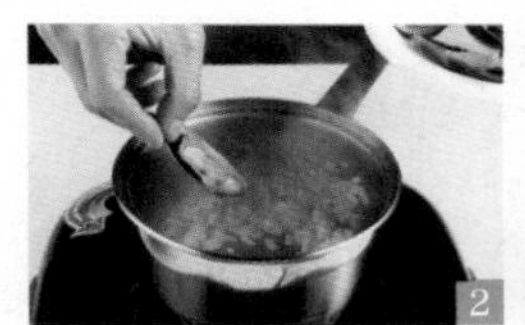

2

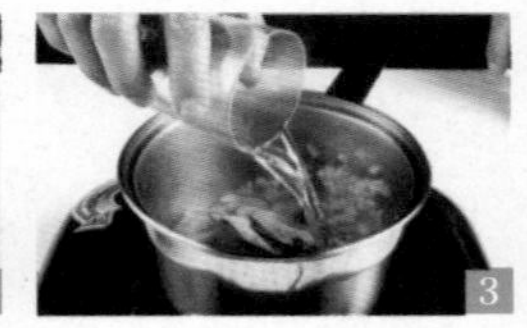

3

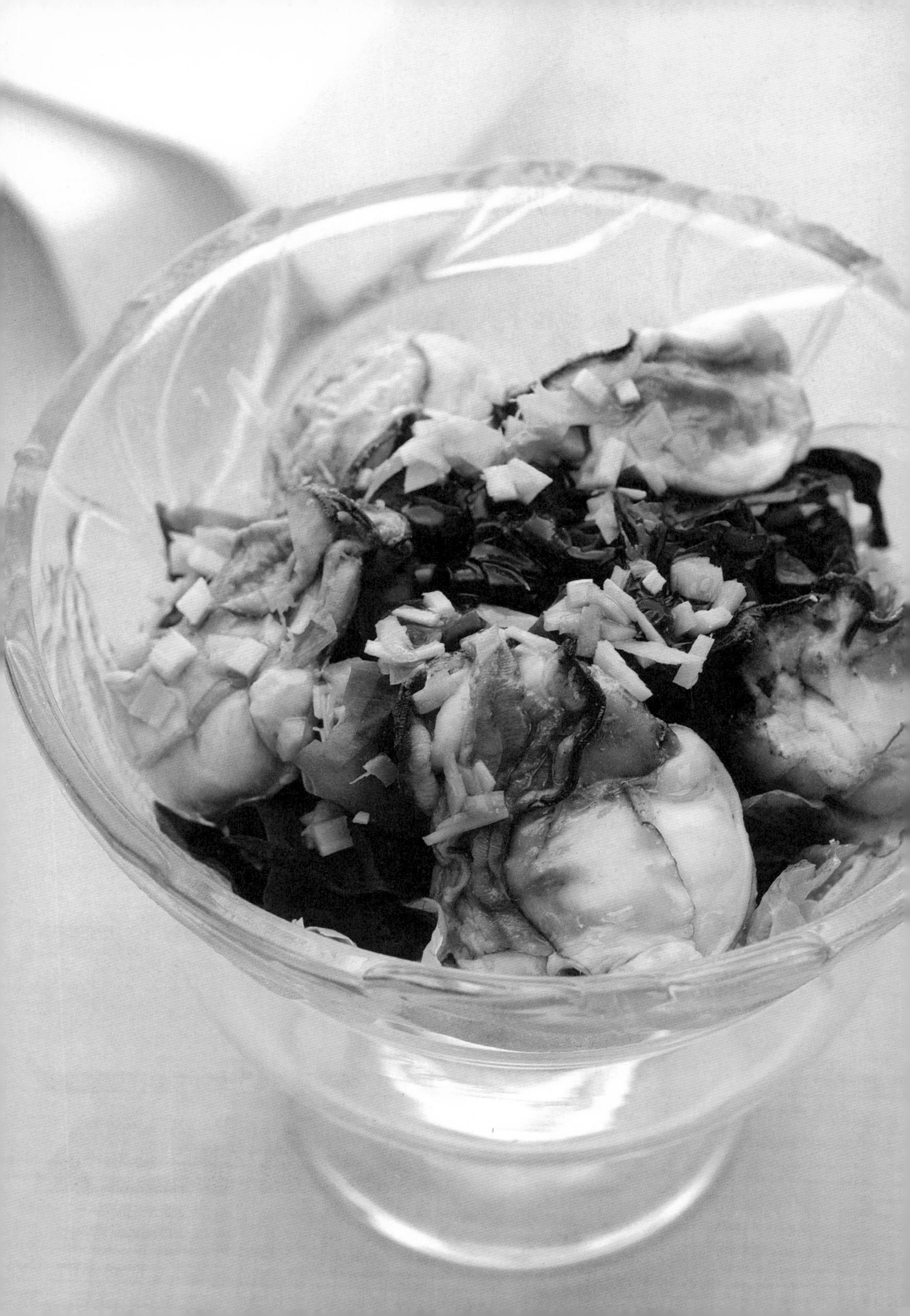

04 益阴潜阳——牡蛎海藻沙拉佐温酱汁

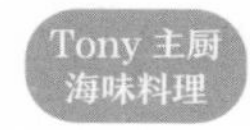

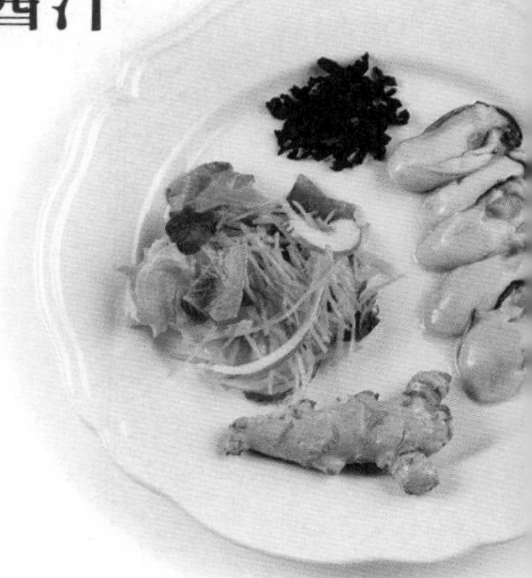

食　材：牡蛎 4 ～ 5 个、综合生菜 1 盒、干海藻 5 克、姜 1 块

调味料：黄柠檬（取皮使用）、酱油、昆布高汤、醋

做法：

1. 姜切成细末；干海藻泡开备用。
2. 热锅，加入油将牡蛎煎至两面金黄即可盛起备用。
3. 在酱油中加入姜末与昆布高汤调匀，即完成美味的酱汁。
4. 将生菜在盘中铺底，摆上煎好的牡蛎，再淋上酱汁即可，也可加点柠檬皮增添香气。

Tony 小提醒：将昆布用热水泡 30 分钟左右即为昆布高汤。黄柠檬皮可加可不加，视个人喜好决定。

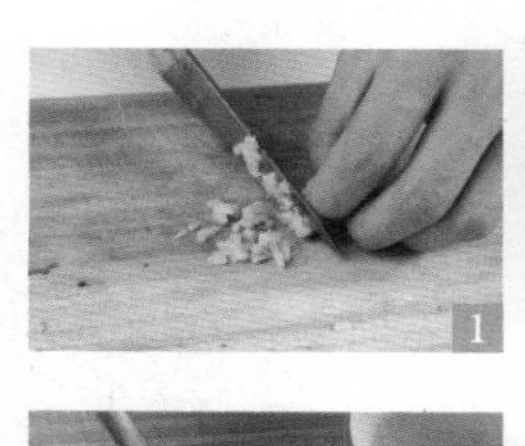

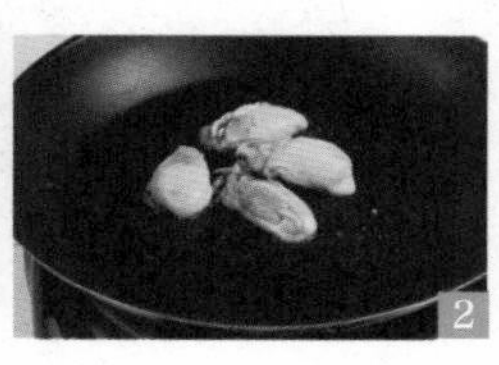

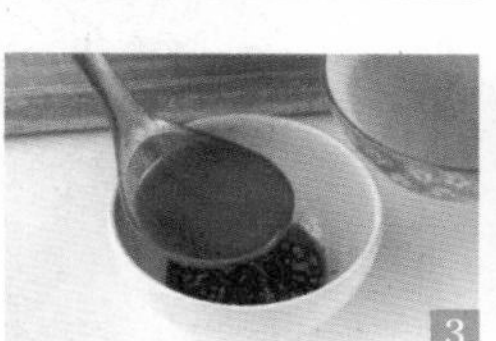

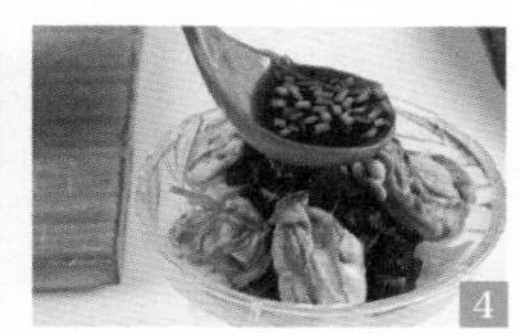

原料功效：

牡蛎：重镇安神，潜阳补阴

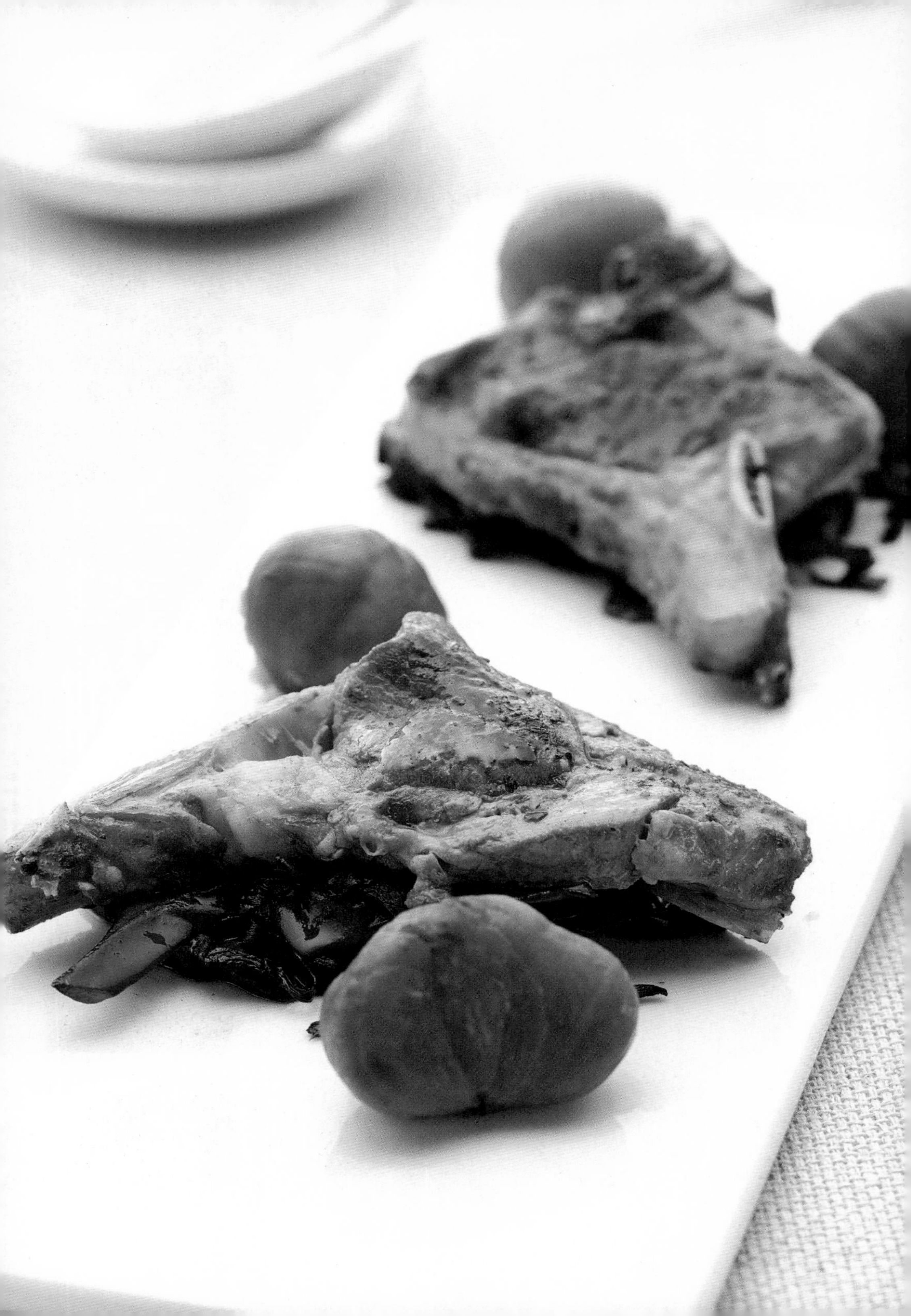

05 补气养肾——羊小排佐紫甘蓝栗子

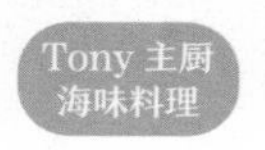

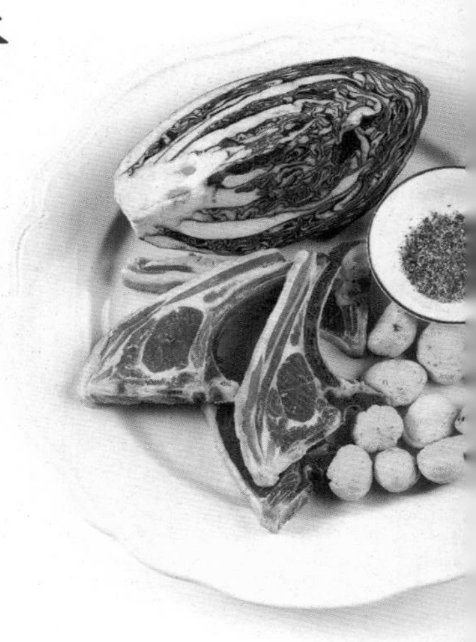

食　材：羊小排 4 小块、栗子 10 个、紫甘蓝 150 克

调味料：盐、调味香料

做法：

1. 栗子煮 20 ~ 30 分钟至熟，紫甘蓝切丝。
2. 羊小排先用盐与调味香料涂满两面，再放入热锅中煎至 5 ~ 7 分熟。煎好的羊小排盛起备用，在一旁凉 1 ~ 2 分钟，让油脂被肉充分吸收。
3. 用锅中煎过羊小排的油炒香紫甘蓝，即可和栗子、羊小排一起摆盘上桌。

Tony 小提醒：这道菜也可以用烤箱料理，但是记得用铝箔纸将羊肉包裹起来再放进烤箱，这样不会烤焦黑。

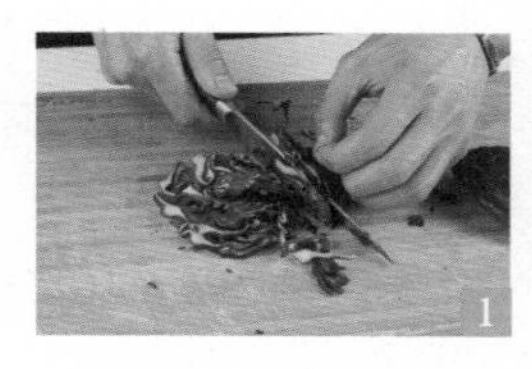
1

原料功效：

羊肉：对肾亏阳痿、腰膝酸软、气血两亏都有补益效果

栗子：益气健脾，补肾强筋

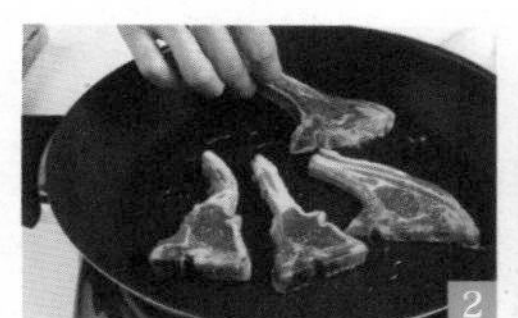
2

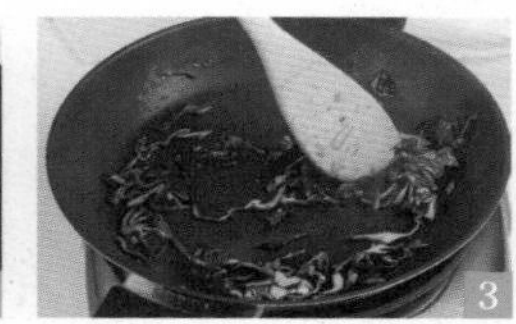
3

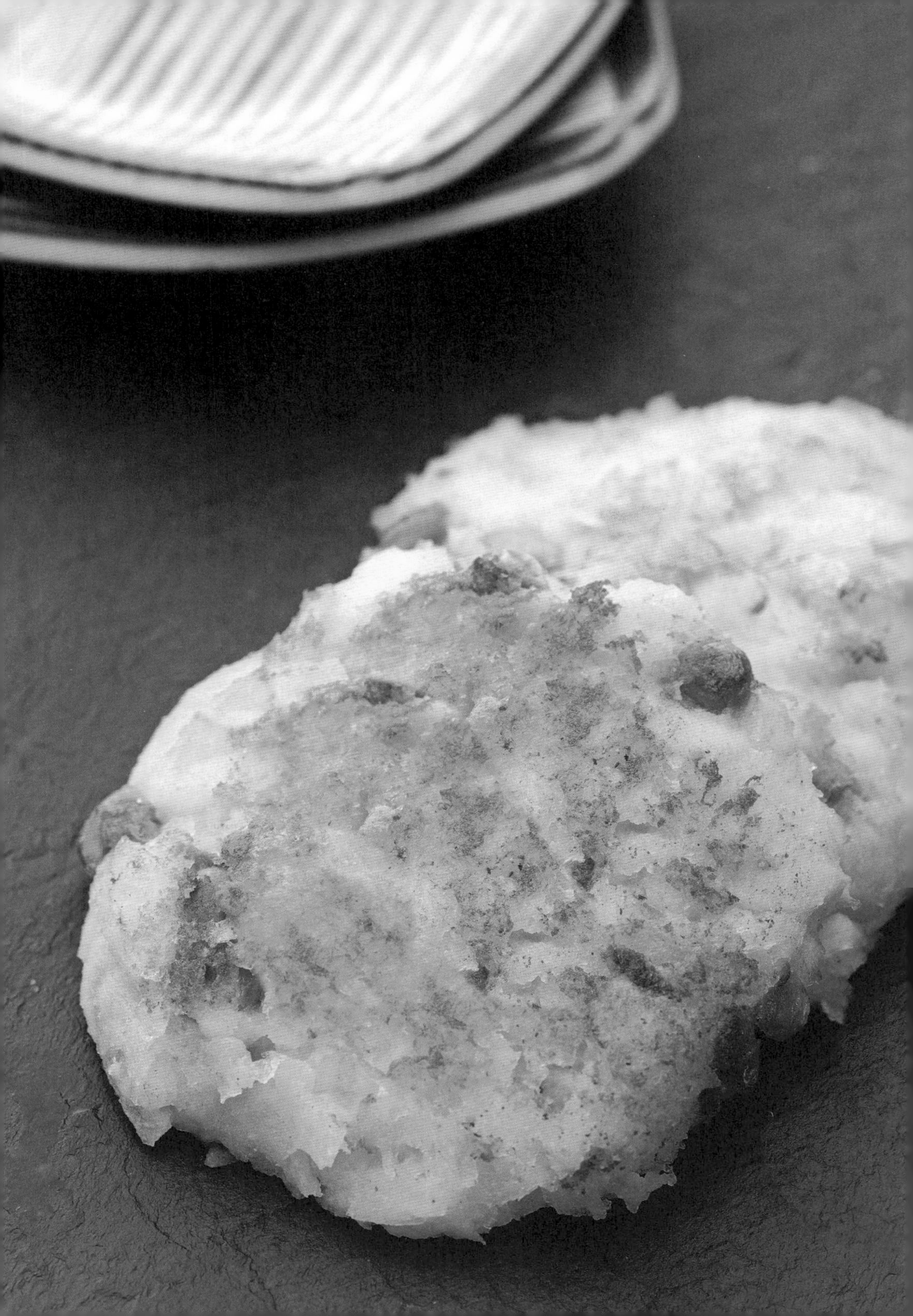

06 益气活血——蔬菜厚煎饼

Tony 主厨
海味料理

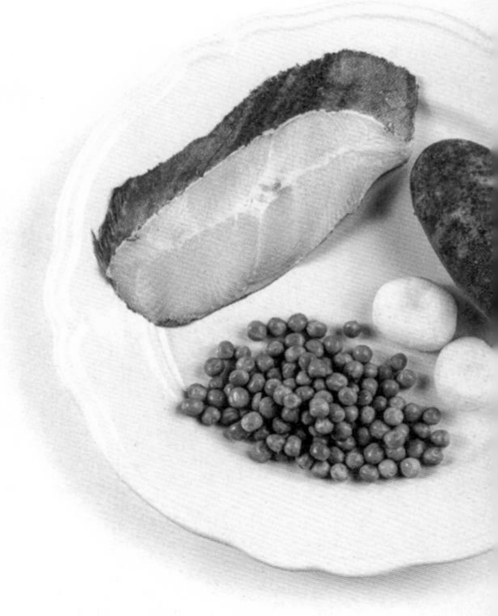

食　材：鳕鱼 200 克、马铃薯 1 个、马蹄 2 个、青豆仁 50 克

调味料：盐

做法：

1. 马蹄去皮蒸熟，青豆烫熟，马铃薯蒸熟捣成泥状，将三者充分混合。鳕鱼去皮去骨，并检查是否有剩余的鱼刺。
2. 热锅，用油将鳕鱼肉煎熟，仔细留意鱼肉熟度，快熟的时候，用锅铲将鱼肉捣碎。
3. 将碎鳕鱼肉放入已经混合了青豆与马蹄的马铃薯泥中，加适量盐搅拌均匀。
4. 怕烫的人可以戴上手套，将鳕鱼泥整理成圆饼状。将一个个圆饼放回锅中煎，煎至两面金黄即可盛盘。

Tony 小提醒：鳕鱼建议买圆鳕，肉质较佳，若没有，也可以用比目鱼。

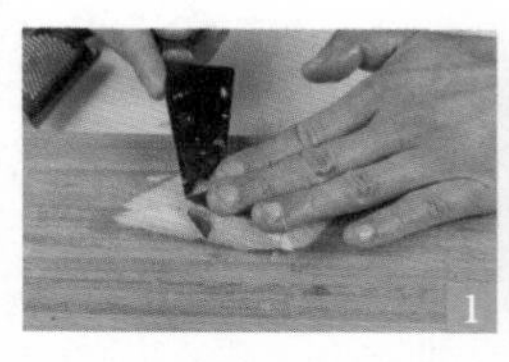
1

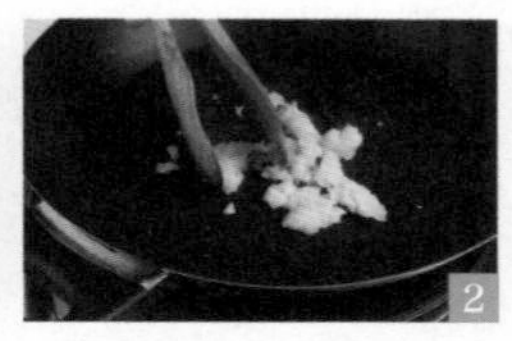
2

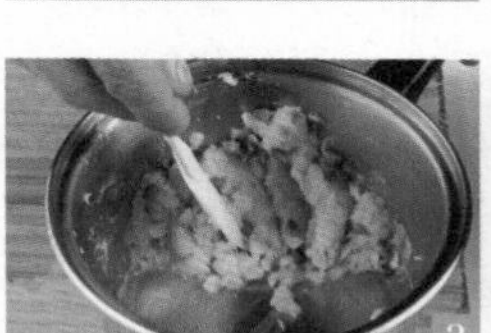
3

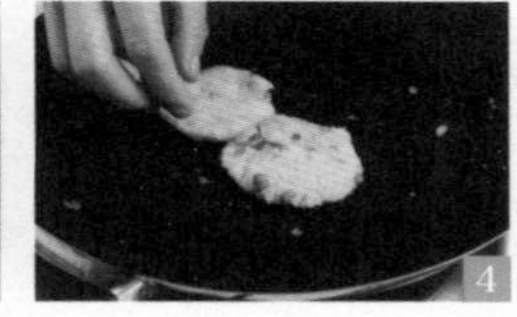
4

原料功效：

鳕鱼：活血止痛

马铃薯：和胃健中

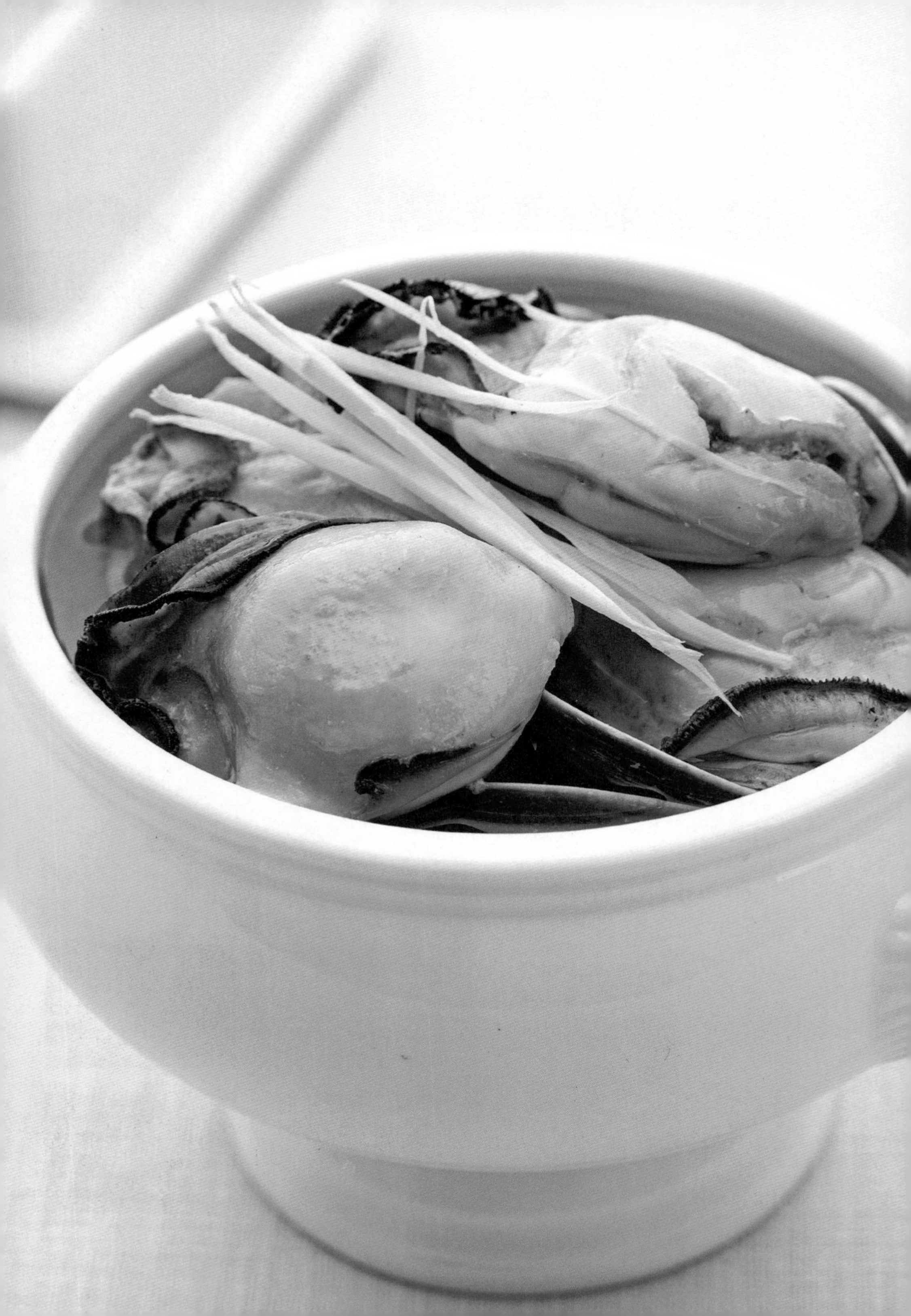

07 滋阴暖体——蛤蜊牡蛎姜丝汤

Tony 主厨
海味料理

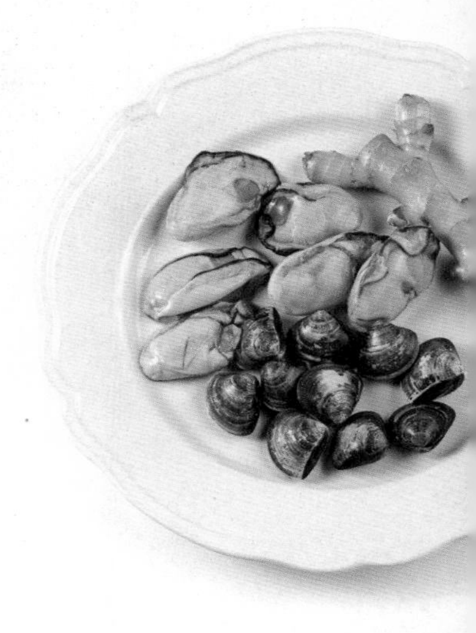

食　材：**蛤蜊（中）10 个、牡蛎（中）6 个、姜 1 块**

调味料：**盐**

做法：

1. 蛤蜊需在料理前一晚先泡盐水，使其吐沙；牡蛎也在前一晚取出解冻；姜切成细丝备用。汤锅装满冷水，不必等水滚，冷水时就可加入蛤蜊。
2. 等到有一两颗蛤蜊开口时，就可以放入牡蛎和姜丝。大约 30 秒就可以起锅，牡蛎煮太久会萎缩影响口感。

Tony 小提醒：煮汤过程中，记得把浮渣捞出哟。

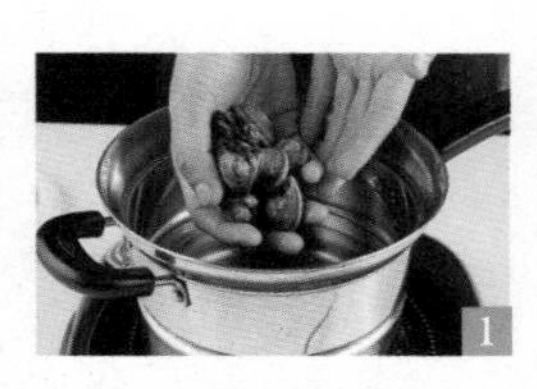
1

原料功效：

蛤蜊：**滋阴，利水，化痰**

牡蛎：**重镇安神，潜阳补阴**

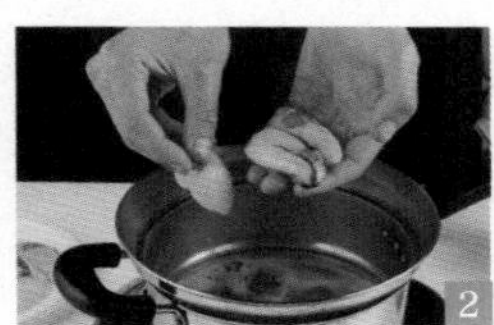
2

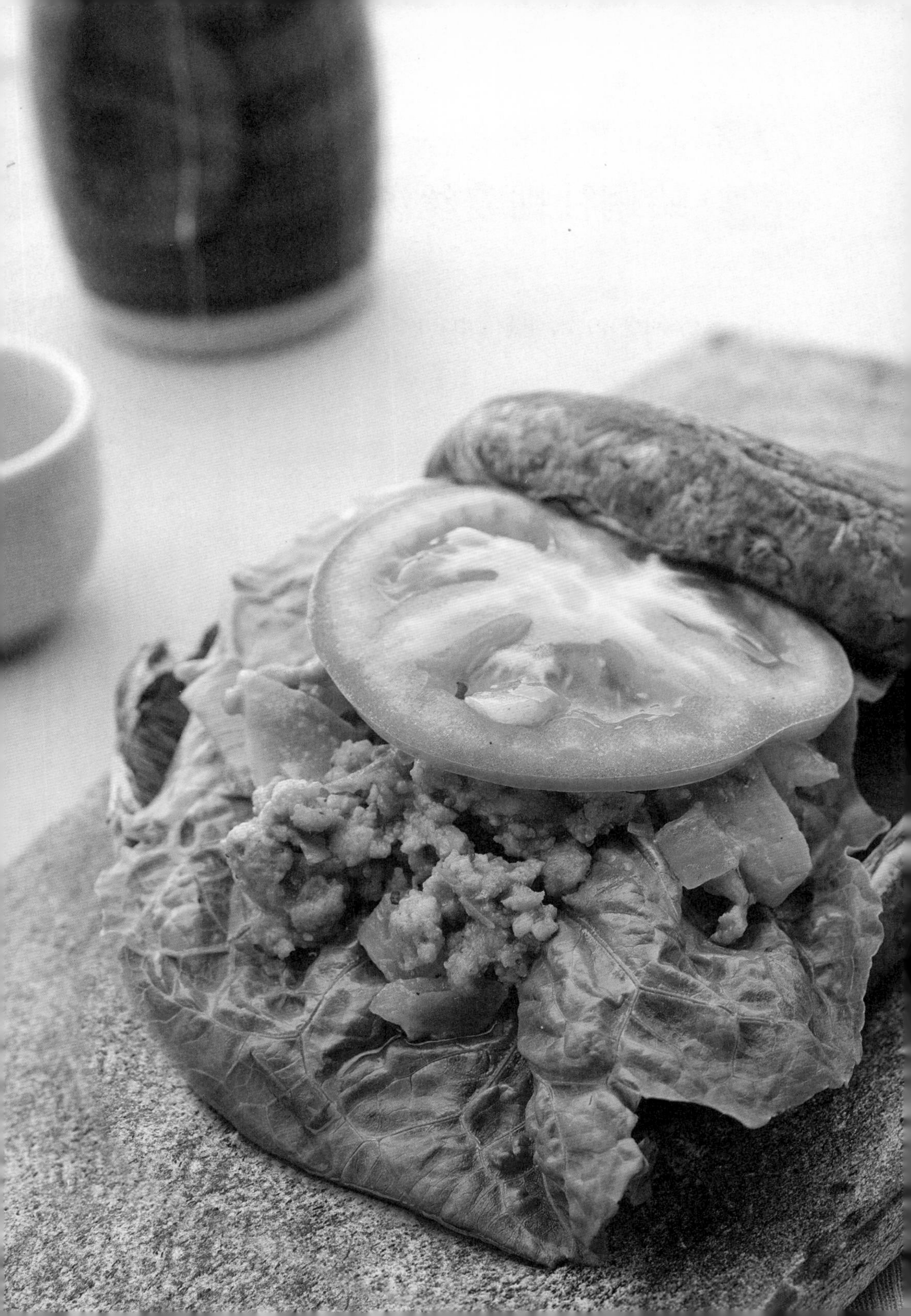

08 抗老养颜——洋菇大汉堡

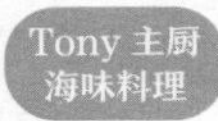

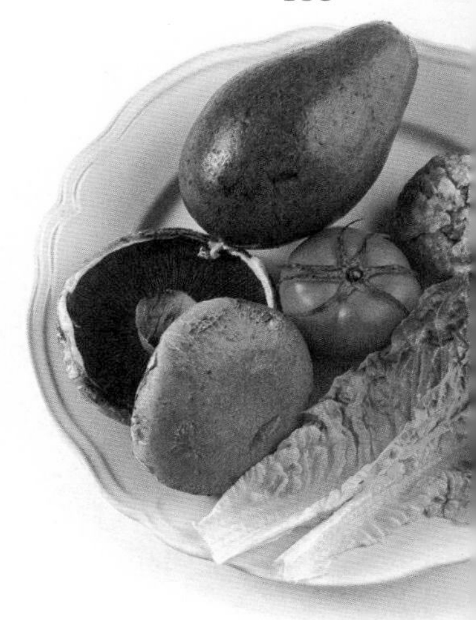

食　材：波托贝洛菇 2 朵、猪绞肉 150 克、西红柿 1 个、生菜 2 片、牛油果 1 个、洋葱 1/3 个

调味料：盐、调味香料、橄榄油

做法：

1. 波托贝洛菇去蒂，淋上橄榄油和调味香料，放入烤箱中，以 160 ~ 170 摄氏度的温度烤至表面金黄即可取出备用。
2. 洋葱和一部分西红柿切丁；另一部分西红柿切片。翻炒洋葱丁、西红柿丁，炒出香气后再加入猪绞肉一起翻炒，并加入调味香料、盐调味，炒好放凉备用。
3. 取出牛油果肉和步骤 2 炒好的料一起搅拌。
4. 用 2 朵波托贝洛菇取代汉堡的面包，放上肉菜料、西红柿片、生菜即完成。

Tony 小提醒：这道菜少不了烤箱，家里没有烤箱的朋友，不妨到有烤箱的朋友家一起做做看吧！买不到波托贝洛菇时也可以做成普通汉堡。

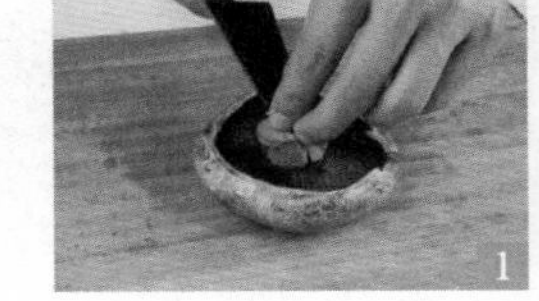

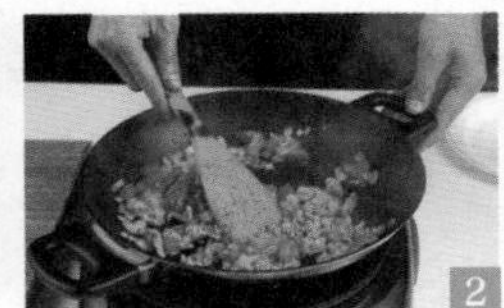

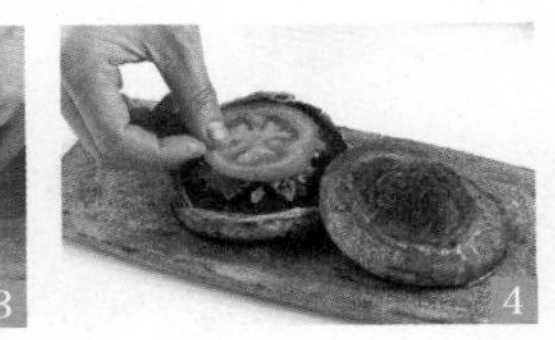

原料功效：

牛油果：抗氧化抗衰老

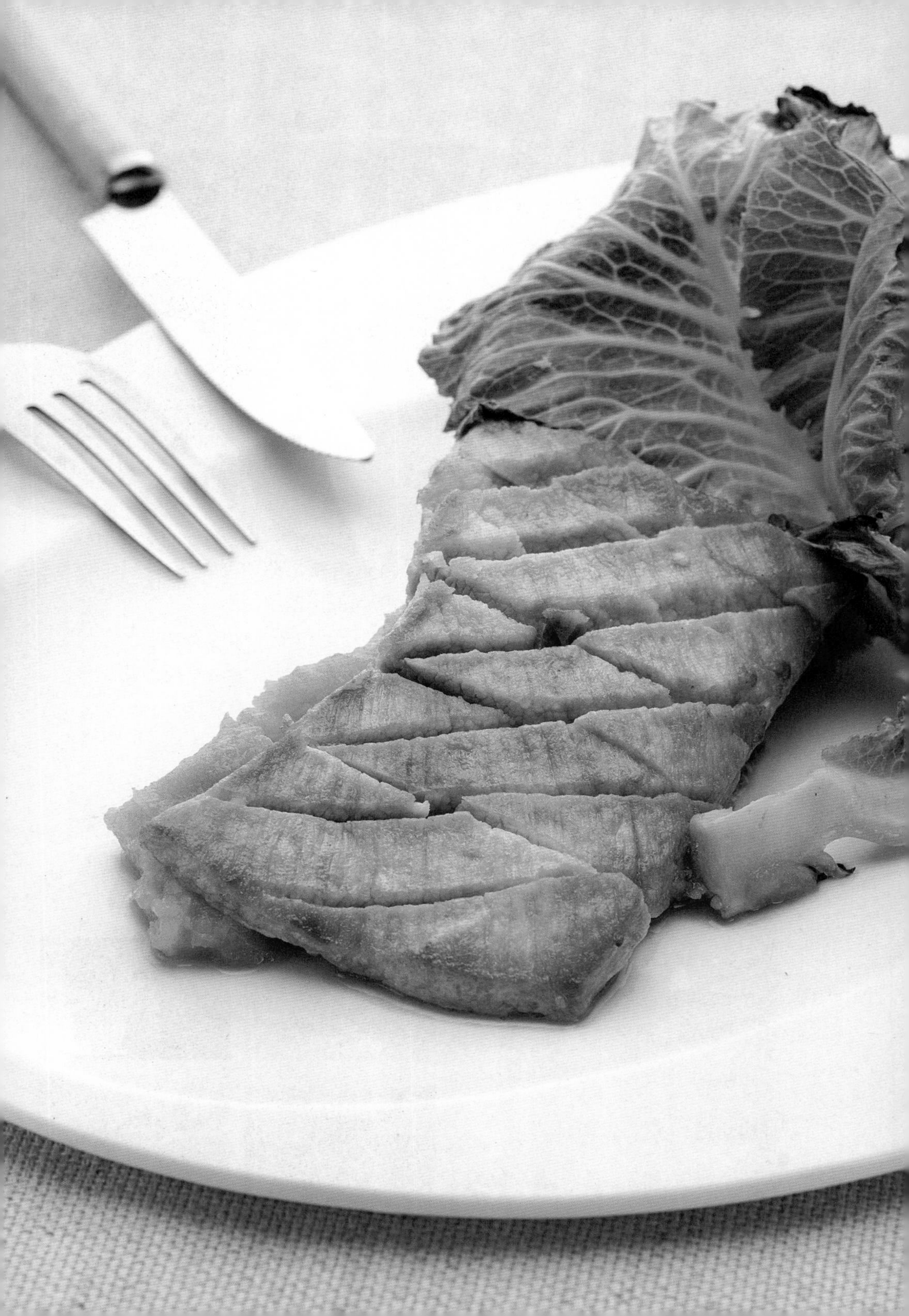

09 补血益气——松阪猪肉佐南瓜泥与清炒高丽菜

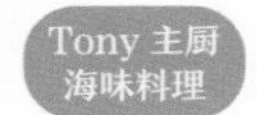

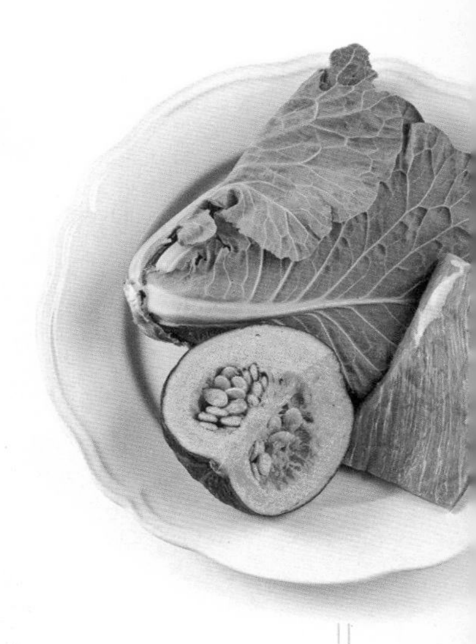

食　材：松阪猪肉 75 克、南瓜 100 克、高丽菜苗 75 克

调味料：盐、油

做法：

1. 南瓜蒸熟，取出南瓜肉压成泥。高丽菜苗洗净、切段。
2. 松阪猪肉两面逆纹切花，可以减少猪肉的烹煮时间。
3. 热锅，用油煎熟猪肉或放入 170 摄氏度的烤箱中烤 8 分钟。若使用平底锅煎，记得留意肉的厚度，可将较薄的一端夹起离开锅子，让较厚的一端多煎一点时间，这样就能保持整块肉的熟度相同。
4. 猪肉煎好或烤好后，热锅烧油，加适量盐将高丽菜苗炒熟。将猪肉切成条状压在南瓜泥上，放上高丽菜苗即可。

Tony 小提醒：若是买回来的松阪猪肉油花较多，建议在料理前先修掉一些，免得太腻。

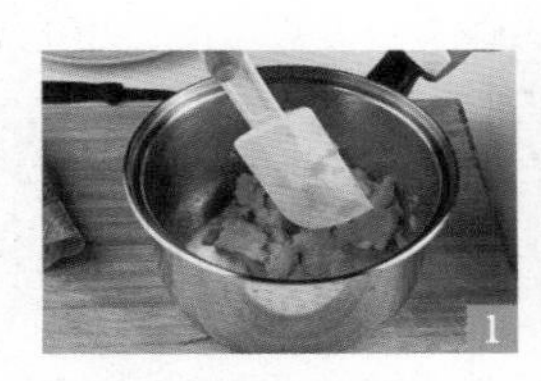
1

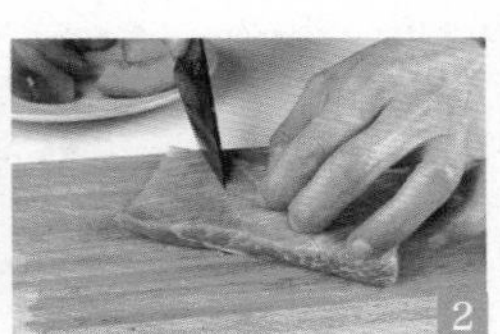
2

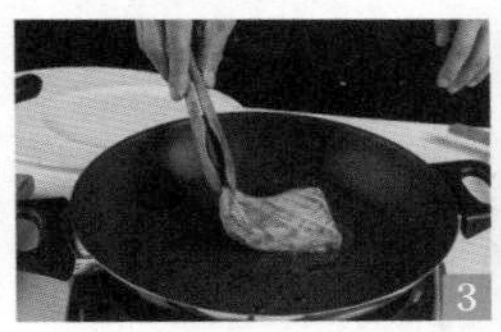
3

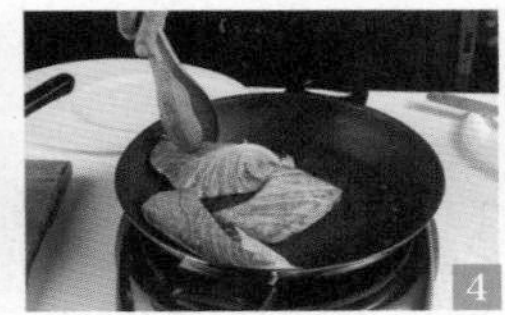
4

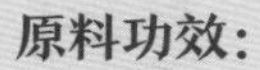

原料功效：

猪肉：补肾，养血，益气

南瓜：益气养胃

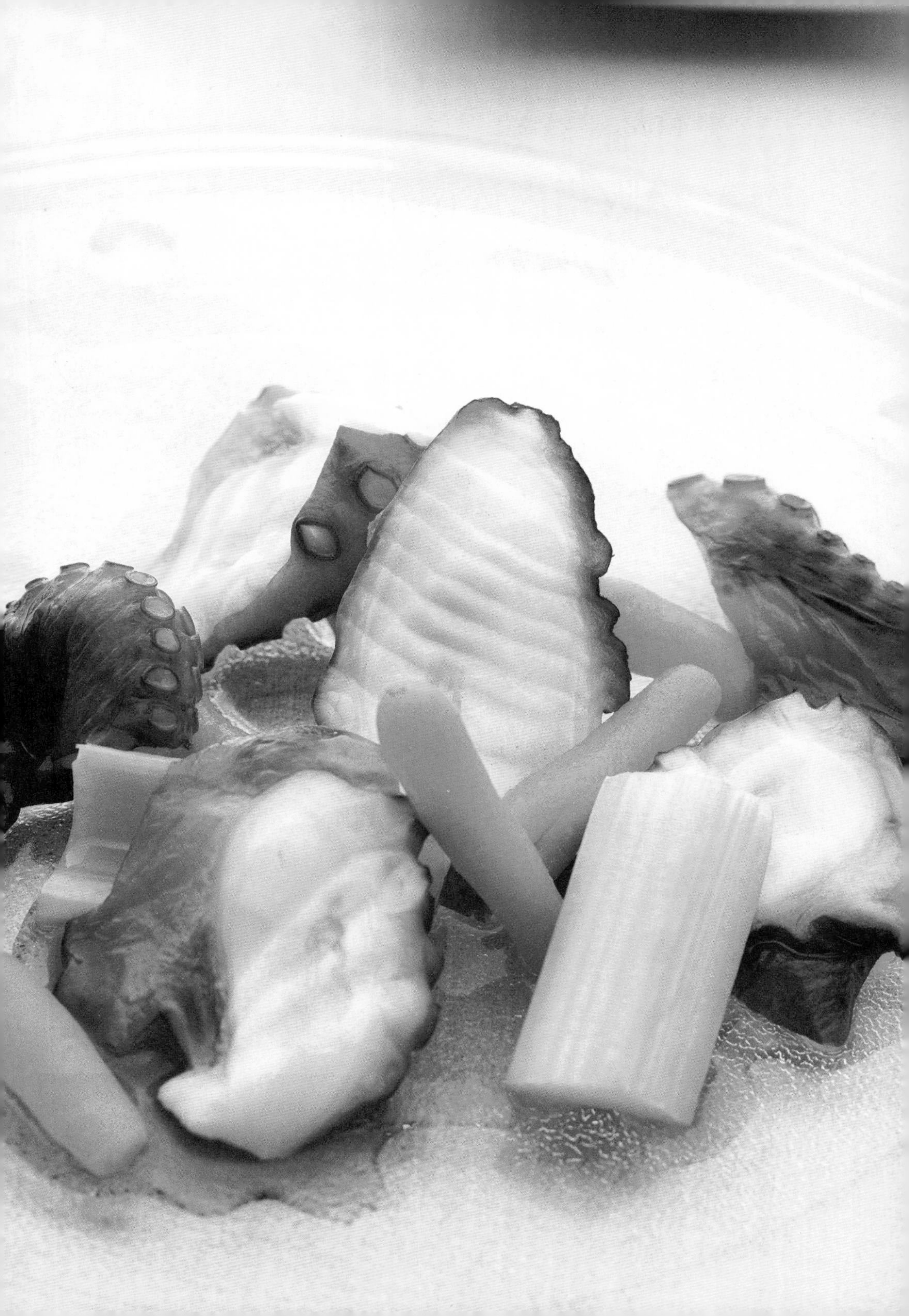

10 养血生肌——章鱼煮热沙拉

Tony 主厨
海味料理

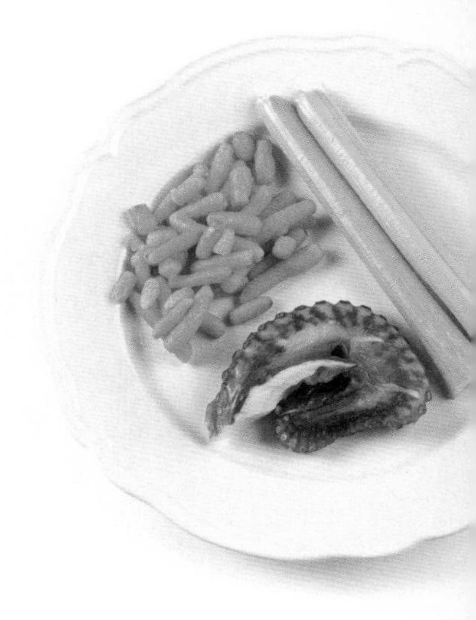

食　材：章鱼足 300 克（网上可以买到处理好的熟冻章鱼足）、小胡萝卜 100 克、西芹 2 根

调味料：酱油、醋、柠檬汁

做法：

1. 西芹撕去外皮切段；小胡萝卜烫熟备用。
2. 将买来的熟章鱼足切小段，以斜刀切出斜面，更能增加口感。
3. 将所有食材组合起来，可随自己喜好摆盘。
4. 混合所有调味料，搅拌均匀淋在食材上即可。

Tony 小提醒：章鱼足的处理过程繁复而且耗时，强烈建议买已经煮熟的章鱼足。

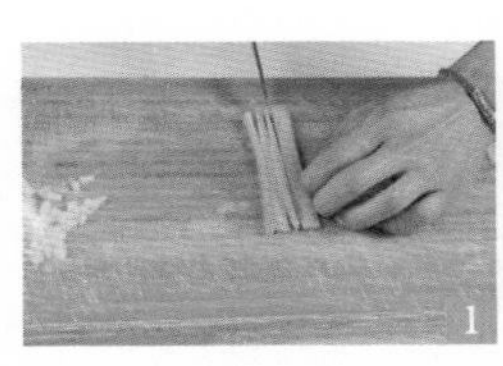

1

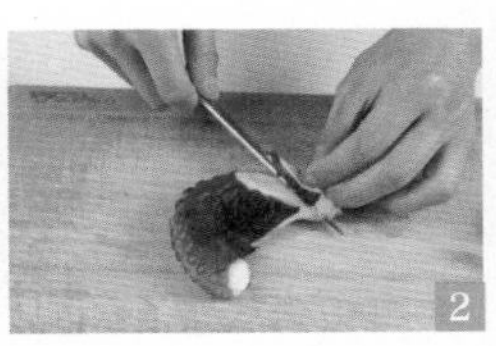

2

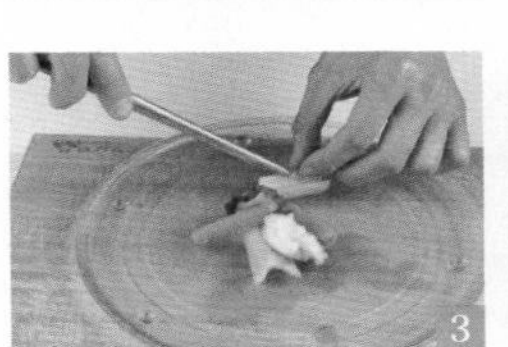

3

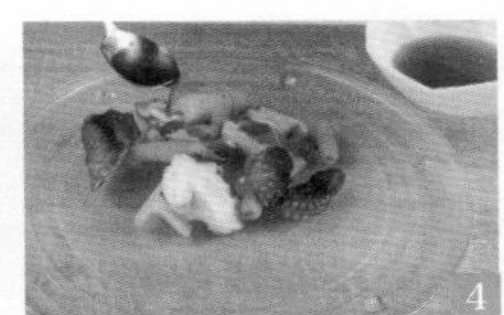

4

原料功效：

章鱼：养血通乳，解毒，生肌

Choosing the
Right Food

健康地吃:

家庭饮食调理指南

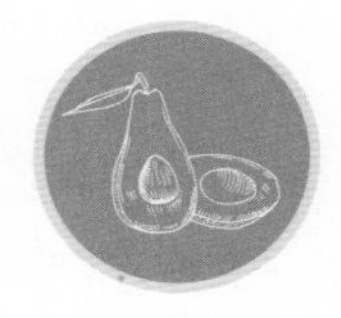

Choosing the Right Food

从爱的念头开始，每天努力做对自己身体有益的事，去感受阳光照耀的温暖，这会使人产生正面的能量；
认真做三餐，让身体得到正确营养素的滋养，带来对抗疾病的力量；
每天用好的念头来代替悲观的情绪，心念改变了，好事会随之而来。

Choosing the Right Food …………………… 健康地吃：家庭饮食调理指南

Appendix

附录

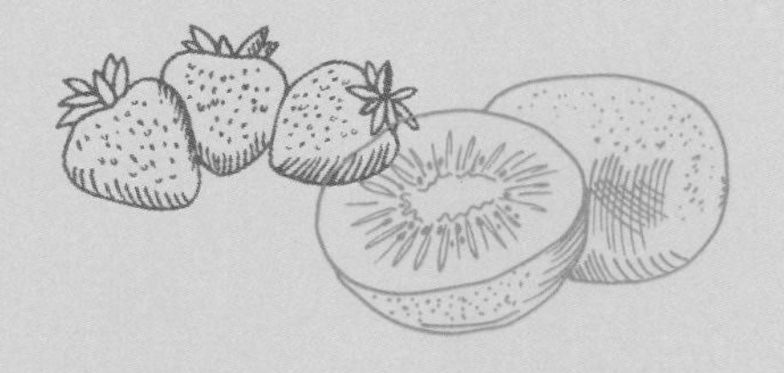

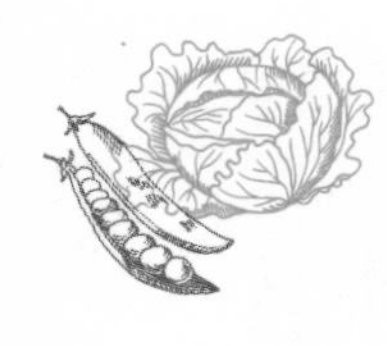

Part 1 择食基础汤品制作方法

温姜汁

做法视频

材料： 老姜 1 斤

做法：

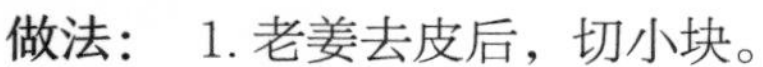

1. 老姜去皮后，切小块。

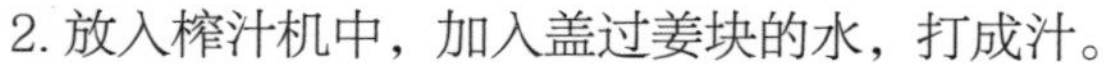

2. 放入榨汁机中，加入盖过姜块的水，打成汁。

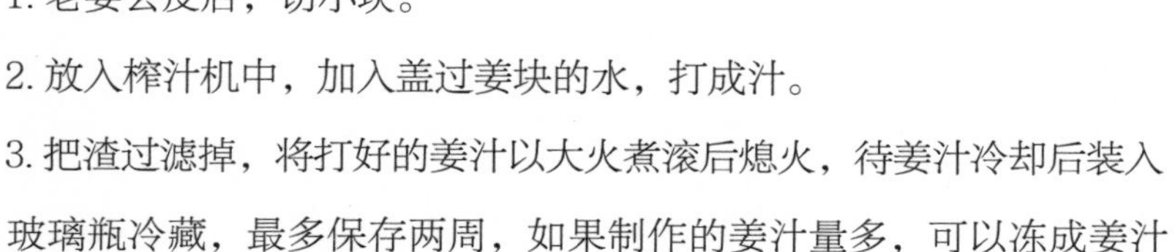

3. 把渣过滤掉，将打好的姜汁以大火煮滚后熄火，待姜汁冷却后装入玻璃瓶冷藏，最多保存两周，如果制作的姜汁量多，可以冻成姜汁冰块，装入玻璃保鲜盒冷冻保存。

吃法：

1. 每天早上起床，以一汤匙的姜汁加入一茶匙低聚果糖或黄砂糖，再加入 100 毫升热水，搅匀后即可。一汤匙姜汁大约是加水榨汁的姜汁 10 毫升或没加水榨汁的姜汁 5 毫升，一茶匙糖大约是 5 克。
2. 与酱油 1 ∶ 1 搭配拌匀，即成姜汁酱油，可炒菜、腌肉。

> - 胃溃疡发作、胃发炎、严重上火、吃抗凝血药物的人先暂停食用。另外，女性经血量过多者，经期要停止食用。
> - 只可加低聚果糖或黄砂糖，不可加黑糖，会上火；不可加蜂蜜，会滑肠、拉肚子，且孕妇、产妇不可食用蜂蜜。但一定要加糖，才能把姜的热能留在身体内，加强代谢，让体质温暖。
> - 儿童没有严重寒性体质症状，不需要喝姜汁。3 岁以上儿童，有严重寒性体质症状，可以尝试姜汁量减半。

功效： 调暖体质；改善过敏性鼻炎、过敏性皮炎及妇科炎症。

第一款择食鸡汤

做法视频

制何首乌补气鸡汤

功效：补肝肾气

材料：鸡骨架 1 个、鸡爪 6 只、老姜 2 大块

药材：制何首乌 11 克、制黄精 19 克、参须 19 克（怀孕、月子期和哺乳期抽掉参须）、枸杞子 19 克

做法：1. 将鸡骨架与鸡爪翻面汆烫后捞出备用，老姜去皮备用。

2. 老姜拍扁放入装了 11 碗冷水的汤锅中煮滚，加入汆烫后的鸡骨架与鸡爪。

3. 放入冲洗过的所有药材，以中小火煮 1 小时后加入适量的盐调味。

4. 关火捞出鸡骨架、老姜与药材后，即可食用。

- 四款择食鸡汤，一周一款，按顺序喝。
- 食材为一周的量，煮好放凉后用玻璃保鲜盒分装冷藏，食用前加热回温。
- 参须最好是白参须，高丽参须也可以。
- 可替代鸡骨架和鸡爪的食材：猪大骨 + 猪皮（或鸡爪）、羊大骨 + 猪皮（或鸡爪）、猪蹄一只环切四五段、牛尾。如果是炖整只鸡的话，需要把肉剔掉另做他用，只用骨头煮汤，因为鸡肉烹调 15 分钟就是劣质蛋白质了。另有同学提出过激素鸡、猪骨的重金属含量数倍于鸡骨架的问题，请选择安全食材。

第二款择食鸡汤

四神茯苓鸡汤

做法视频

功效：安神、美白、消水肿

材料：鸡骨架1个、鸡爪6只、老姜1～2大块（建议可再加干香菇6～7朵，去蒂头）

药材：芡实（生）38克、怀山药38克、莲子（白，去心）38克、茯苓38克（先掰成小块，泡水2小时后再煮汤）

做法：1. 将鸡骨架与鸡爪翻面汆烫后备用，老姜去皮备用。

2. 老姜拍扁放入装了11碗冷水的汤锅中煮滚，加入汆烫后的鸡骨架与鸡爪。

3. 放入冲洗过的所有药材，以中小火煮1小时后加入适量的盐调味。

4. 关火后捞出鸡骨架、老姜，药材跟汤一起食用。

- 茯苓泡水2小时软硬正合适。
- 茯苓变黑就不能吃了。

第三款择食鸡汤

天麻枸杞鸡汤

功效： 舒筋活络、加强气血循环（感冒及怀孕期间停用，经血量大者经期停用，哺乳期可喝）

材料： 鸡骨架1个、鸡爪6只、老姜1～2大块

药材： 天麻38克、枸杞子38克

做法： 1. 将鸡骨架与鸡爪翻面汆烫后备用，老姜去皮备用。

2. 老姜拍扁放入装了11碗冷水的汤锅中煮滚，加入汆烫后的鸡骨架与鸡爪。

3. 放入冲洗过的所有药材，以中小火煮1小时后加入适量的盐调味。

4. 关火后捞出鸡骨架、老姜，药材跟汤一起食用。

做法视频

第四款择食鸡汤

清蔬休养鸡汤

功效：休养生息

材料：鸡骨架 1 个、鸡爪 6 只、老姜 1～2 大块

可选择以下 1～2 种来制作蔬菜鸡汤，如胡萝卜、木耳、山药、菱角、御豆、香菇、杏鲍菇、莲藕、茭白、南瓜等

做法：1. 将鸡骨架与鸡爪翻面氽烫后备用，老姜去皮备用，胡萝卜去皮切块。

2. 老姜拍扁放入装了 11 碗冷水的汤锅中煮滚，加入氽烫后的鸡骨架与鸡爪。

3. 起锅前 10～20 分钟，将蔬菜放入锅内（因蔬菜种类不同而有不同的烹调时间），以中小火煮 1 小时后加入适量的盐调味。

4. 关火后捞出鸡骨架、老姜，蔬菜跟汤一起食用。

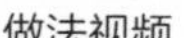
做法视频

四款择食鸡汤饮用说明

【补充说明】：

1. 择食一共讲过 12 款鸡汤，都是早餐喝效果最好

12 款鸡汤包括：刚刚讲的 4 款基础的择食鸡汤，《瘦孕》里的 3 款月子鸡汤，P131–P139 页的 5 款滋阴补阳鸡汤。

择食第一年，4 款基础鸡汤轮流喝。

一年之后，想要换口味，5 款滋阴补阳鸡汤轮流喝三个月，然后再换回基础鸡汤，三个月后再换。

没有怀孕的人，偶尔用月子鸡汤来换口味也是可以的。

2. 鸡汤材料的重点是骨头 + 胶质。如果不喜欢鸡汤或买不到材料，可以有以下几种替换选择：

<table>
<tr><th>材料</th><th>选择一</th><th>选择二</th><th>选择三</th><th>选择四</th></tr>
<tr><td>骨头</td><td>鸡架 1 个</td><td>猪大骨 / 羊大骨</td><td rowspan="2">牛尾（要带皮的。如果不带皮，则需要搭配鸡爪或猪皮）</td><td rowspan="2">猪蹄 1 个（环切四五段）</td></tr>
<tr><td>胶质</td><td>鸡爪 6 个</td><td>猪皮</td></tr>
</table>

* 三高和痛风、尿酸过高人群鸡汤里不能放胶质

做法视频

美白消水肿

红豆茯苓莲子汤（7天量）

材料： 红豆1杯半（约150克）、莲子（去心）150克、茯苓3大片（约50克，块状茯苓50克也可以）、黄砂糖适量

做法： 1. 红豆、茯苓（掰成指甲大小）、莲子洗净泡水2～3小时。

2. 泡好的红豆和茯苓放入装了11碗冷水的锅中，大火煮滚后转中小火煮1小时，再加入莲子继续煮半小时。

3. 加入适量黄砂糖。糖尿病患者或血糖高的人加低聚果糖。

食用方法： ★ 可当平日点心或代替三餐其中一餐的淀粉。

★ 晚上9点后注意吃料不喝汤，以免水肿。

★ 料的效果比汤好，所以注意不要煮完汤把料倒掉只喝汤。

- 红豆茯苓莲子汤喝5天停2天。肾脏功能不全者、生病的人不宜。
- 要煮成汤不是粥，粥很容易胀气。吃了红豆茯苓莲子汤胃胀气的话，下次可加3克陈皮一起煮。
- 红豆茯苓莲子汤孕期也可以喝。
- 上班族可以晚上把食材放到焖烧罐里焖熟，节省时间。
- 若想变换口味，在红豆茯苓莲子汤里加红枣也是可以的，但要去核！去核！去核！红枣建议用量：大颗每人每天3个，小颗每人每天5个。
- 如果有大同电锅，可把泡好的红豆和茯苓放入大同电锅内锅，内锅水加到七八分满，外锅4杯水，按下开关。跳起来后，加入莲子，外锅再加1杯水，煮好后加入适量的黄砂糖。如果没有大同电锅，使用压力锅、电煲汤锅都可以。

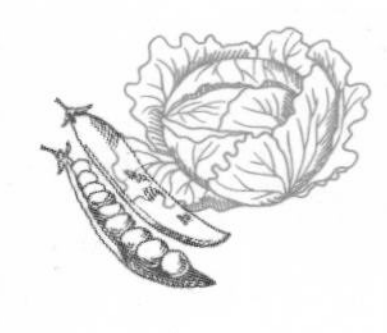

Part 2
中药材选购技巧和食用方法

· 枸杞子 ·

【性味归经】 性平味甘，归肝、肾、肺经。
滋肾补肝，益精、明目。

枸杞子是日常生活中运用非常广的药材之一，除了中药方子，在许多药膳料理，甚至一般料理中都能经常见到。由于枸杞子运用的范围广泛，不止中药铺，就连传统市场、超市都可以轻易地买到这种药材。但是，枸杞子的质量如何判断、如何选择，众说纷纭，又是另一门学问了。

我有过这样的经验，买回家的枸杞子准备炖汤时，即便已经冲洗了三五次，清洗的水还是可以明显见到红颜色，让我不禁担心起手中这把枸杞子的质量，你是不是也曾经有过同样的烦恼呢?

选购时要观察每一颗枸杞子的颜色，如果都相同，而且均匀，并且呈鲜红色，那么就要多加小心，可能就是染色的劣质品。

如果仔细比较过市面上或中药铺卖的枸杞子的话，会发现大小都有明显的差异。汉补世家表示，质量最优良的枸杞子来自宁夏，古时候质量最好的枸杞子是要进贡的，而宁夏正是能够产出质量足以进贡的枸杞子的生长地。直到今天，质量始终优良如一，因此从产地来选购枸杞子是基本准则。

除了宁夏产的枸杞子，市面上还有新疆枸杞子、内蒙古枸杞子。新疆枸杞子比起宁夏枸杞子外观较圆，吃起来也比较甜，因此如果不能摄取过多糖分的人或是中医用药，都会避免使用新疆枸杞子。

外观上比较不好判别的是内蒙古枸杞子与宁夏枸杞子，两者长度相同，细微的区别在于，内蒙古枸杞子看起来比较瘦扁一点，而宁夏枸杞子比较饱满，吃起来的口感上，宁夏枸杞子比较有弹性且皮较厚。

除了外观与口感之外，在制作过程中枸杞子需要经过烘干，有些厂商为了加快烘干的速度，会添加一种白粉。从外观或是口感都无法判定是否有添加物来促进烘干时间，最保险的做法，便是向信誉良好的中药行购买。

也因为这道烘干的步骤，让枸杞子有了大家现在普遍看到的样子。不过，消费者多半有一个错误的迷思，认为质量好的枸杞子是干的，要是摸起来有点黏黏的，那就是放太久的旧货。但其实**如果是经过阳光自然烘干的枸杞子，因为接触了空气中的水分，摸起来软软、黏黏的反而是质量好的。**因为，如果是通过药剂或其他添加物来加速烘干时间，那么放置在空气中，反而怎么样都不能吸收水分，摸起来当然干干爽爽。不过，如果摸起来是像泡过水的湿滑感，则可能是在运送过程中受潮的枸杞子，这样的枸杞子也绝对不要买。

至于大颗一点的好，还是小颗一点的好呢？其实，只要产地确认以及质量的判断没有问题，大小就看自己的喜好了。枸杞子在使用前，需要先冲洗过，洗过两三次后，通常就不会再有颜色残留在水中，可以直接入菜或入汤。这道冲洗的步骤，也能顺便去掉农药的残留。

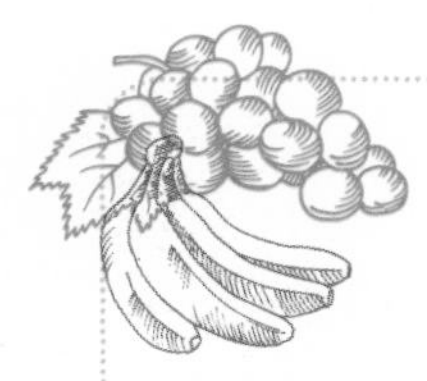

枸杞子天麻炒木耳

药材冲洗泡水，水盖过药材，泡 10 ~ 15 分钟。天麻一人一天不能超过 9 克。

温锅冷油中小火，炒姜丝，放黑木耳，再放入枸杞子和天麻。

不用加太多盐，因为天麻有点咸味。

枸杞子可以明目，温补肾阳；天麻可以平肝息风止痉，定惊，祛风通络。

· 当归 ·

【性味归经】 性温味甘辛，归肝、心、脾经。
补血活血、润肠通便。

一般在消费者的习惯中，大多喜欢挑选颜色白一点的当归，认为这是新鲜的象征，但事实上，这是一种错误的迷思。质量好的当归重点不在颜色，白一点的当归只是代表油分少一点，反之，黄一点的当归，则是油分多使然。还有另外一个状况是，当归若没有放在冰箱里保存，也容易出油，也就是会变黄一点，但是这都不影响当归的药性，仍旧是可以安心使用的。

挑选当归的重点在于外形。首先，当归头部，越宽越好，因为当归开采时，是一整条的，之后再经过切片，成为大家常见的样子，因此越粗的当归才能切出越宽的切片。第二个重点是当归的身体与当归的尾部（或有人称为当归脚），两者之间的比例，脚越短越好，而且脚少一点的更好，表示这株当归的营养充分。

此外，中药铺除了卖一般当归外，多半还会卖另一种当归，即所谓的酒制当归，顾名思义是用酒浸泡过的当归，香气扑鼻，但是并不代表这样的当归比较高档或是功效比较好，还是得看用途来选择当归的种类。如果是要做药膳料理，需要足够的香气，就选购酒制当归；如果是要入药，那么普通的当归就可以了。如果想要让自己家里的一般当归香味更足，也可以在当归上喷洒一点米酒，借着米酒来诱发当归的香气，一样可以让当归拥有充足的香气。从中医的理论来看，当归的头部和尾部分别具有不同的功效，当归头部的铜和锌的含量较高，尾部的铁含量较高，可以分开使用，对症下药。

许多中药材都有真伪或是漂色的问题，这点在当归上倒是可以比较放心一点，因为当归最大的产地在甘肃，市面上的当归绝大部分都来自这里，只有少部分来自其他产地却冒充是甘肃产的，买到假货的概率不大。另外，要给当归漂色，工序太过复杂，并不会有人这么费事地去做，这点可以相对放心。

当归不建议平常吃。有活血功效的中药材很多都炮制过，吃了容易上火。

· 杜仲 ·

【性味归经】 性温味甘，归肝、肾经。
补肝肾、强筋骨。

关于杜仲，很多消费者以为，判断质量的方法，就是把杜仲折半，看里面丝多不多，是否容易断，丝多且不容易断，就代表质量好。但事实上，这对炒过的杜仲来说，是不正确的判定标准，仅止于生杜仲的质量辨别。炒过的杜仲，炒得越久反而丝越容易断，而且丝的数量也会比较少，是因为炒的过程中水分逐渐散失，重量还会稍稍减轻，往往600克的杜仲，炒完只剩下487.5克左右。

唯一要小心的就是，有些店家会将没炒过的杜仲伪装成炒过的杜仲，以较高的价格售出。利用焦糖让杜仲的外表看起来像是炒过的，也因为加上了焦糖，重量还顺势增加了，可以从中获取更高的利润。因此，**我建议大家可以从重量的角度来比较一下生杜仲和炒过的杜仲，看看店家是否诚实待客。**

另一个没有办法仿真的特征是，**炒过的杜仲会有些许发泡的表皮，像是油爆颗粒的感觉，分辨的时候可以仔细观察，**不过可别太吹毛求疵，要求每一块杜仲都必须有这样的特征，毕竟大锅炒，要求每一块都有油爆的痕迹，实在是太难了。

现在，你已经知道如何区分炒过的和没炒过的杜仲，那你知道两者在药性上也有不同的作用吗？完全没炒过的杜仲，有人称之为生杜仲，主要作用在降血压，而炒过的杜仲，主要作用在壮腰骨，尤其生产过后补身体，一定少不了杜仲的帮忙。

杜仲也不建议多吃。

· 黄芪 ·

【性味归经】 性微温味甘，归脾、肺经。
补气升阳，固表止汗。

黄芪最知名的产地在山西，这种药材在判别上比较简单，难的是黄芪和南芪的混淆。大家口中常说的南芪或黄芪，事实上应该是红皮芪，性味作用和黄芪完全不同，千万不可混为一谈。

黄芪不含糖分，红皮芪则是带着糖分的，因此患有某些病征的人，如糖尿病患者，绝对不能使用红皮芪入药。黄芪摸起来比较干燥，红皮芪摸起来比较具有油性，这些细微的差异，其实都是可以轻松分辨的。此外，在中医的药方上，绝大多数都是使用黄芪入药，想要自己在家里 DIY（制作）任何中药养生饮品的人，一定要特别注意黄芪和红皮芪的差异，以免用错药，功效可是大不同。

也有很多人到中药铺买药材时，会指名要大片一点的黄芪，当然大片一点的价格相对昂贵，但还是要看组织是否紧密，因为大片的黄芪，可能是用机器压制出来的，一味选择大片的黄芪，并非上策；另有一种说法，利用外皮的颜色来分辨黄芪和红皮芪，但是在消费者眼前的，都是已经切成片的，要光从这些一片片的黄芪中去看外皮的颜色，是有难度的，除非你能够看到尚未切片的整根黄芪，那从外皮来判断才有意义。

同样，使用黄芪入药或入菜时，就像蔬菜水果一样简单地用清水清洗就可以放心使用了。

· 茯苓 ·

【性味归经】 性平味甘淡，归心、脾、肺、肾经。
利水渗湿，健脾，宁心。

在老一辈人的口中，茯苓又叫镜面茯苓。从这个称呼中，其实可以发现一些辨别茯苓的信息。首先，当然就是茯苓的尺寸越大越好，在灯光照射下，可以看到茯苓内在如血管或树根般的分布。

另外，茯苓的颜色方面，可能会有几种状况。一种是带有些微的咖啡色斑点，这其实是难免的，因为茯苓在削皮切片之前，就像是个大树薯，外皮是咖啡色的，内部的纤维多少会渗入泥土或带点皮的颜色。但是，**倘若出现绿色或是灰色的斑点、块状时，就表示茯苓已经发霉，千万不要再使用了。**茯苓是非常容易发霉的药材之一，**放在冰箱冷藏保存是最好的方法。**

可是，茯苓一定要买整片的吗？碎的茯苓也是茯苓，只是不免担心有些店家把发霉的部分切掉，将剩下还没发霉的部分拿来卖给消费者，如此一来，花一样的钱，却买了已经发霉的茯苓回家，岂不得不偿失。

最后一个判断茯苓质量的方法，可能就得实际煮来吃吃看了。质量较好的茯苓，在泡水掰成小块的时候，会比较好掰，吃起来的口感也会是松松粉粉的，纤维咬起来不会太硬。

· 红枣 ·

【性味归经】 性温味甘，归脾、胃、心经。
补中益气，养血安神。

红枣也属于常见的药材之一，主要的产地有河南、山东与新疆，台湾的苗栗公馆也有生产，不过没有那么甜但香气很足，喜欢的人比较少一点。

除了认明产地之外，红枣质量的关键在于干湿度。判断干湿度要看红枣的蒂头，蒂头的干湿程度，就代表着红枣内部的状况。蒂头如果不够干燥，会有点黑黑的，严重一点的还会摸起来黏黏的，那就表示红枣果实内部已经太潮湿了，如果发现蒂头已经发霉，那更是糟糕，千万不要使用。

此外，红枣也容易让人有染色的疑虑，染过色的红枣看起来带点橘红色，主要是熏了硫黄所产生的色泽。

最后，红枣属于果实类的药材，最好是放在冰箱冷冻保存，以保持鲜度。

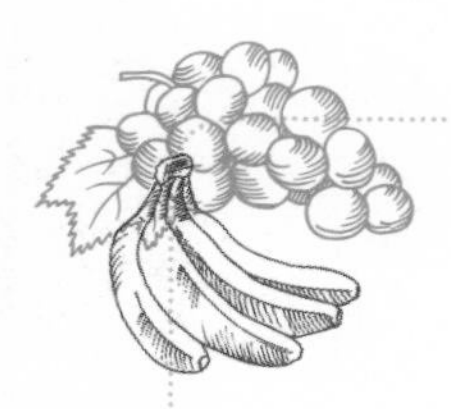

红枣可用来制作甜品：

1. 马蹄红枣炖燕窝，滋阴润燥，养血补气。
2. 银耳红枣百合羹。

龟鹿二仙胶

· 龟板 ·

【性味归经】 性平味咸甘，归肝、肾、心经。
滋阴潜阳，益肾健骨，养血补心。

· 鹿角 ·

【性味归经】 性温味咸，归肝、肾经。
温肾补虚，行血消肿，强筋健骨，下乳。

比起阿胶，台湾人更喜欢使用龟鹿二仙胶，其主要作用在强固筋骨。但是，现在要买到纯的龟鹿二仙胶，其实已经不太容易。所谓纯的，指的是龟鹿二仙胶的两种主要原料，龟板与鹿角的比例为 1 ：1。

600 克的龟板熬到最后只会剩下 75 克，但是相同重量的鹿角却可以熬出

150 克，而龟板又比较昂贵，因此，有些商人会以九成鹿角，一成龟板的比例熬制龟鹿二仙胶。从外观上完全无法判断龟鹿二仙胶的纯度，因为只要成分是这两个原料，颜色、外表以及透光度都会差不多，只能全靠制作者的良心。有经验的中药铺，会试煮来尝尝成分是否精纯，进口时也会要求出具检验证明，来确保龟鹿二仙胶的质量。因此，对消费者来说，这种药材的质量保证，全赖有信誉的店家了。

· 海参 ·

【性味归经】 性平味咸，归肺、肾经。
补肾益精，养血润燥。

在中药的领域中，海参并非药材，甚至大家在市场上也都可以买到海参，算是一种食材。泡发好的海参无法判断泡发的方法是使用药剂，还是单纯用清水泡，即便用闻的、用摸的，仍然无法得知是否使用药剂泡发。使用药剂的好处是，不仅可以将泡发时间从 7 ～ 10 天缩短到 2 天，而且海参看起来又大又漂亮。所以，如果是自己要在家里做料理，**建议还是在中药店买干的海参回家自己泡发，就算泡出来不漂亮，但是至少吃得安心。**

海参泡发方法（汉补世家提供）：

第一天：将海参洗净泡水，放冰箱冷藏。

第二天：换水后以大火煮滚转中小火 20 ～ 30 分钟，再剪开海参腹部洗净，换水放入冰箱冷藏。

第三天：换水以中小火煮 20 ～ 30 分钟后，待冷却再换水放入冰箱冷藏。

第四天至第六天：每天换水后，放入冰箱冷藏。海参胀大到内外皆软，且成圆条状即完成泡发。

注意事项：

1. 若容器和水沾到油渍，则绝对无法泡发。
2. 若泡发海参不换水又不冷藏，则容易发酸腐坏 。

上述介绍的中药材，以及食谱中使用到的药材，在中医的药学理论中，多属于上品。上品的意思并非质量的好坏，而是指药性的类别，上品类的药材，属于可供食用的药材，原则上是可以日常生活食用的，并非治疗用，所以大家都可以放心将这些药材入菜。

选购中药材时，最保守且有保障的做法是选择信誉良好的诚信店家，这样就可以放心地把药材挑选交给专业的药材专家，让他们来替你把关服务。药材买回家后，除了龟鹿二仙胶这种再制过的药材之外，其余的药材都需要放在冰箱保存，果实类的如红枣、黑枣等，则需要冷冻保存。

最后的小叮咛，像蔬菜水果一样，任何药材在使用前都需要以清水冲洗过，借此去除农药的残留。

结语 感谢生活里的艰难时刻，它让我们优秀且无坚不摧

好多年前，有一段时间我觉得自己陷入身心的困顿，所以我千里迢迢从台湾到成都，再从成都到峨眉山，只是为了让耗损的身心放个小假，接灵气补心神。我自小就是个孤僻、喜欢独处的人，自从出书以后，完全属于我的个人时间严重流失，电话、微信、脸书、微博，每天都不断有人来问问题，约咨询……我也只是一个人，承担不了那么多的苦痛、病难，渐渐觉得累了，倦了，对人的耐性少了……心里又批判自己，为什么让别人失望。在这样身心皆苦的状态下去了峨眉山，希望远离原本的生活状态，求得一些清静。第一天在报国寺听完师父说法，我把困扰我心境的事情问了师父，师父给我说了一个故事。

有一天，一位修行的佛门弟子问师父："为什么我的烦恼如同杂草一般，

永远清除不干净，总是此消彼长，修行真的对我有帮助吗？”师父说：“我也不知道修行对你是否有帮助，但既然你觉得烦恼像旷野里长满杂草，我们就来看看要如何除掉这些杂草吧。”说完，师父将寺庙里的土地等分成很多块，每个弟子负责除掉一块田地的杂草，师父自己也负责一块。然后师父说：“一年之后我们来验收吧，看看谁可以把杂草除尽。”

众弟子非常惊愕于师父的做法，但也都各自出尽法宝，有的只用铲子，有的用火烧，有的撒上石灰……一年之后，大家验收成果，每一个弟子的田地都还是长着杂草，唯有师父的那块地却长满了稻子。

故事讲到这里，师父看着我说：“专注于种稻子，杂草就没有空间长出来了。”我听得泪流满面，师父启发了我，从此以后，我只要专注于我想做的事情，那些外在的干扰，便不会再分散我的注意力。

出书分享择食这个理念，不是为了名利，仅仅只是因为我一个人，做不了那么多咨询，把择食理念系统化出书，让大家有明确的方法可循，照书做就可以得到效果。恳请需要也想要择食的朋友认真照书做，不要迷信一定要找邱老师本人，你的身体才会健康。从现在开始，让我们对自己的健康和生命负责，养生路上我们一起同行，好吗？

祝福大家身心皆自在，你所站的地方就是天堂！

Choosing the Right Food

如果你觉得人生低到谷底，不知道哪里是出口，我的经验之谈是：调整身体吧！

在认真调养身体的过程中，不适合自己的食物坚持拒绝吃，就像是丢掉人生的坏习惯。

认真吃三餐，摄取身体需要的营养。不熬夜，就像让自己重生一样地学习呵护自己、爱自己。

身体给你的回报肯定不会让你失望。

图书在版编目（CIP）数据

健康地吃：家庭饮食调理指南 / 邱锦伶著 . -- 长沙：湖南科学技术出版社，2022.1
ISBN 978-7-5710-1391-2

Ⅰ. ①健… Ⅱ. ①邱… Ⅲ. ①家庭保健—食物疗法—指南 Ⅳ. ① R247.1-62

中国版本图书馆 CIP 数据核字（2021）第 260120 号

上架建议：健康·养生

JIANKANG DE CHI:JIATING YINSHI TIAOLI ZHINAN
健康地吃：家庭饮食调理指南

作　　者：邱锦伶
出 版 人：潘晓山
责任编辑：刘　竞
监　　制：毛闽峰
特约策划：李　颖　肖雅馨
特约编辑：孙　鹤
营销编辑：刘　珣
封面设计：潘雪琴
版式设计：梁秋晨
出　　版：湖南科学技术出版社
（湖南省长沙市湘雅路 276 号　邮编：410008）
网　　址：www.hnstp.com
印　　刷：三河市天润建兴印务有限公司
经　　销：新华书店
开　　本：889mm × 1194mm　1/16
字　　数：175 千字
印　　张：15
版　　次：2022 年 1 月第 1 版
印　　次：2022 年 1 月第 1 次印刷
书　　号：ISBN 978-7-5710-1391-2
定　　价：68.00 元

若有质量问题，请致电质量监督电话：010-59096394
团购电话：010-59320018